これであなたも研究者！

臨床研究の歩き方

編集 **永井宏和**
国立病院機構名古屋医療センター臨床研究センター

診断と治療社

はじめに

　自らの知識と経験をもとに「医師のさじ加減」により診療がなされる時代から，エビデンスに基づくガイドラインが世の中に溢れる時代となって久しい．しかし，診療行為の細部に至るまで臨床研究がしつくされ，正答が得られているわけではない．ゆえに，臨床研究により身近なクリニカルクエスチョンに答えを出していく姿勢は，日常診療を行ううえで大変貴重である．

　新薬の開発治験などを除いて，臨床研究のなかで行う医療行為は，基本的には日常診療の延長線上にあるものなので，日常診療の内容を記録したものの蓄積だけでも様々なことを知ることはできる．いいかえれば，データベースを後方視的に検討するだけでも何らかの回答は得られるかもしれない．そのような研究であれば，さほど費用も手間もかからず，手軽に結果が得られるようにも思われるが，その結果が真実であるか否かはかなり怪しい．いわゆる「エビデンスレベルが低い」というやつである．

　一方，例えば莫大な費用と年月を費やして開発した薬剤の有効性を，治験で証明して商品化するには，極めて高い品質のデータの収集と管理が求められ，そこにも大変な費用がかけられている．余談であるが，このようにして世の中に出てくる新薬の価格がもたらす患者さんへの影響は "financial toxicity" と呼ばれ，グローバルな問題となっており，それをなるべくカバーしようとするわが国の保険診療は限界に来ているように思われる．話を戻すが，臨床研究法は，臨床研究にもこのように莫大な費用をかけた治験と同等の質を求めるものであり，正直な

ところ，かなり無理がある話である．しかし，「無理」といってしまうと何もできなくなるし，被験者の協力を得て行うものである以上，最低限の品質を備えていなければならないのも事実である．それだけに，時間と労力をかけて行った臨床研究で思うような結果が出ないと大変残念なことになる．もちろん，誰もが効果があると信じて（あるいは指導されて）行ってきた治療法が全く無効であることが示された臨床研究もいくつもあるのは事実であるが，世の中はそういうものであり，ネガティブデータであっても質が高いものであれば，それは科学的に貴重な財産であり，受け入れてガイドラインに反映させなければならない．しかし，最もつらいのは，研究デザインが今ひとつであるために，望ましい傾向は示せてもぎりぎりで有意差が出ない研究であり，よいと信じる治療法を患者さんに届けることができない口惜しさ，そうした治療法を第三者に無下に否定される悔しさは筆舌に尽くしがたいものである．

　読者のみなさまには，臨床研究の手法をしっかりと学び，勝負どころでは適切な研究デザインをもとに，必要症例数をともに集積できる仲間を募って，世の中を前に進めていただきたい．

2024 年 11 月

国立病院機構名古屋医療センター院長

小寺泰弘

iii

編集の序

　みなさん，本書を手に取っていただきありがとうございます．

　私たち医療者の務めは，目の前の患者さんに最大限の努力で適切な医療を届けることです．ガイドラインや論文を手に，患者さんが快方に向かうように日々頑張っています．でも，知りたいことがガイドラインに記載されておらず，日常臨床で困ったことはありませんか？　また，医学は著しいスピードで進歩していますが，その進歩に自分もかかわってみたいと思ったことはありませんか？　そんな時，私たちは臨床研究を思い浮かべるのではないかと思います．仲間を募って臨床研究を行い，そしてエビデンスを得ることは，未来の医療への貢献となるのです．

　国立病院機構名古屋医療センターは臨床研究センターを併設しており，以前より臨床研究の企画や運営をサポートしてきました．医師主導治験などの経験も含め，いろいろなノウハウが蓄積されてきたところです．さらに，当センターでは定期的に院内向けの研究相談会を開催し，多くの医療関係者から臨床研究で困っていることについて相談を受けています．すると，みなさんの疑問に共通しているところも多いことがわかってきました．そこで，そんな疑問に答えることができるように，本書の企画に至った次第です．

　統計，論文検索法，研究倫理など，気になる部分をみていただくのもよいのですが，読み物として本書を最初から最後まで読んでいただけると，臨床研究の全体像がつかめるのではないかと思います．口幅ったい言い方ですが，臨床研究への理解が深まると，いろんな臨床場面での考え方に幅が出てくると思います．当然，医学論文を読む時にも，理解が深まること請け合いです．

　臨床研究は，決して私たちの臨床現場と離れたところにあるわけではありません．本書をガイドにして，未来の医療へ踏み出していきましょう．

2024 年 11 月

国立病院機構名古屋医療センター臨床研究センター

永井宏和

執筆者一覧

編集

永井宏和　国立病院機構名古屋医療センター臨床研究センター

執筆（50音順）

浅田隆太　岐阜大学医学部附属病院先端医療・臨床研究推進センター

伊藤典子　国立病院機構名古屋医療センター臨床研究センター臨床研究事業部品質保証室

大石ふみ子　聖隷クリストファー大学看護学部看護学科

嘉田晃子　藤田医科大学橋渡し研究統括本部橋渡し研究シーズ探索センター生物統計室

小暮啓人　国立病院機構名古屋医療センター呼吸器内科・腫瘍内科

齋藤明子　国立病院機構名古屋医療センター臨床研究センター臨床研究企画管理部
　　　　　臨床疫学研究室

白鳥さつき　名古屋学芸大学看護学部看護学科

末永雅也　国立病院機構名古屋医療センター外科

鈴木康裕　国立病院機構名古屋医療センター血液内科

関水匡大　国立病院機構名古屋医療センター臨床研究センター臨床研究事業部研究開発推進室

堤　育代　国立病院機構水戸医療センター血液内科

永井宏和　国立病院機構名古屋医療センター臨床研究センター

中山　忍　国立病院機構名古屋医療センター臨床研究センター臨床研究企画管理部研究管理室

橋本大哉　国立病院機構名古屋医療センター臨床研究センター臨床研究企画管理部
　　　　　生物統計研究室

服部浩佳　国立病院機構名古屋医療センター遺伝診療科

平島　学　国立病院機構名古屋医療センター臨床研究センター臨床研究企画管理部研究管理室

深野玲司　産業医科大学医学部小児科学講座

二村昌樹　国立病院機構名古屋医療センター小児科

宮川慶子　国立病院機構名古屋医療センター臨床研究センター臨床研究企画管理部CRC室

山本松雄　国立病院機構名古屋医療センター臨床研究センター臨床研究企画管理部
　　　　　情報システム研究室

Contents

はじめに ……………………………………………………… 小寺泰弘　ii

編集の序 ……………………………………………………… 永井宏和　iv

執筆者一覧 …………………………………………………………………… v

略語一覧 …………………………………………………………………… viii

第1章　イントロダクション

A　臨床研究ってなんだろう？ …………………………… 永井宏和　2

B　先人たちの成果に学ぶ ………………………………… 二村昌樹　6

第2章　臨床研究の手法を学ぼう

A　研究デザインにはどんなものがあるの？ ……………… 関水匡大　16

B　臨床研究の評価とエビデンスレベル …………………… 二村昌樹　29

C　記述的研究ってどんなもの？

　　─看護研究における質的帰納的研究を例に ……… 白鳥さつき，大石ふみ子　37

LEARN MORE　疫学研究から得られるもの

　　─疫学とリアルワールドデータ …………………… 堤　育代　44

第3章　統計は武器だ，賢く使おう

A　データのまとめ方 ……………………………………… 嘉田晃子　56

B　統計的推測ってどういうこと？ ……………………… 嘉田晃子　64

C　バイアスとその対処法 ………………………………… 橋本大哉　74

第4章　研究計画書を作成しよう

A　研究計画書はどうつくるの？ ………………………… 齋藤明子　82

B　研究のプロセスを支援するもの ……………………… 山本松雄　93

第5章　臨床研究を運営しよう

A ひとりではできない臨床研究 ··· 深野玲司　102

Case Study 臨床研究を行うには
── NHO ネットワーク共同研究を通じて ·············· 鈴木康裕　108

B 臨床研究を"運営する"ために必要なこと ······················· 浅田隆太　112

第6章　研究倫理をクリアしよう

A 避けては通れない研究倫理と被験者保護 ······················· 平島　学　120

B 被験者の個人情報保護と被験者の同意 ························· 宮川慶子　123

C 臨床研究における利益相反管理 ······································· 中山　忍　126

D 倫理審査
① 臨床研究と倫理審査委員会 ························· 中山　忍，宮川慶子　130
② 医師主導治験と治験審査委員会 ····························· 平島　学　141

第7章　論文を書こう

A 得られたデータから結果をまとめる ····························· 伊藤典子　148

B アクセプトされる論文って？ ······································· 服部浩佳　160

C 知っておきたい論文の書き方 ベーシック ··················· 小暮啓人　169

Case Study 臨床研究センターへの相談事例から ····················· 末永雅也　175

索引 ··· 179

おわりに ··· 近藤隆久　182

本書に掲載した会社・プログラム・システム・製品などの
名称は，個々の所有者の登録商標または商標です．
本文中では ®，™ マークは省略しています．

略語一覧

略語	欧語	日本語
ADaM	Analysis Data Model	—
AED	automated external defibrillator	自動体外式除細動器
ALCL	anaplastic large cell lymphoma	未分化大細胞リンパ腫
ALK	anaplastic lymphoma kinase	—
AMED	Allied and Complementary Medicine Database	—
AMED	Japan Agency for Medical Research and Development	日本医療研究開発機構
ARO	academic research organization	—
CCR	certified committee for regenerative medicine	認定再生医療等委員会
CDASH	Clinical Data Acquisition Standards Harmonization	—
CDISC	Clinical Data Interchange Standards Consortium	—
CeSHarP	Clinical electronic Structured Harmonized Protocol	電子的に構造化・調和された臨床試験実施計画書
CHS	Clalit Health Services	—
ClinRO	clinician reported outcome	医師報告アウトカム
COI	conflict of interest	利益相反
CONSORT	Consolidated Standards of Reporting Trials	—
COPE	Committee on Publication Ethics	—
CPT	Common Protocol Template	—
CQ	clinical question	クリニカルクエスチョン
CR	complete response	完全奏効
CRA	clinical research associate	臨床開発モニター
CRB	certified review board	認定臨床研究審査委員会
CRC	clinical research coordinator	治験コーディネーター
CRF	case report form	症例報告書
CRO	contract research organization	医薬品開発業務受託機関
DAG	directed acyclic graph	有向非巡回グラフ
DM	data manager	データマネージャー
DMC	Data Monitoring Committee	データモニタリング委員会

略語	欧語	日本語
DOAJ	Directory of Open Access Journal	—
DOI	digital object identifier	—
DPC	Diagnosis Procedure Combination	診療群分類包括評価
EBM	evidence-based medicine	根拠に基づく医療
EDC	electronic data capture	—
EMS	Emergency Medical Services	救急医療サービス
ePRO	electronic patient-reported outcome	—
FDA	Food and Drug Administration	米国食品医薬品局
FINER	Feasible, Interesting, Novel, Ethical, Relevant	—
GCP	Good Clinical Practice	医薬品の臨床試験の実施基準
GDPR	General Data Protection Regulation	一般データ保護規則
HCS	historically controlled study	—
IC	informed consent	インフォームド・コンセント
ICF	informed consent form	説明同意文書
ICH	International Council for Harmonisation of Technical Requirements for Pharmaceuticals for Human Use	医薬品規制調和国際会議
IEC	independent ethics committee	—
IRB	institutional review board	治験審査委員会（日本），臨床研究審査委員会（米国）
JCOG	Japan Clinical Oncology Group	日本臨床腫瘍研究グループ
jRCT	Japan Registry of Clinical Trials	臨床研究等提出・公開システム
JST	Japan Science and Technology Agency	科学技術振興機構
KOM	kick-off meeting	キックオフミーティング
LAB	Laboratory Data Model	—
NCCS	nested case-control study	—
NDB	National Database	—
NEJM	New England Journal of Medicine	—
NHO	National Hospital Organization	国立病院機構
NIH	National Institutes of Health	米国国立衛生研究所
NLM	National Library of Medicine	米国国立医学図書館
NNT	number needed to treat	治療必要数
NOS	Newcastle-Ottawa Scale	—
OASPA	Open Access Scholary Publishers Association	—

略語	欧語	日本語
OR	odds ratio	オッズ比
PCA	patient controlled analgesia	自己調節鎮痛法
PCR	polymerase chain reaction	―
PD	progressive disease	進行
PECO	Patients, Exposure, Comparison, Outcome	―
PICO	Patients, Intervention, Comparison, Outcome	―
PMDA	Pharmaceuticals and Medical Devices Agency	医薬品医療機器総合機構
PR	partial response	部分奏効
PRO	patient-reported outcome	患者報告アウトカム
PROBE	prospective randomized open blinded endpoint	―
QOL	quality of life	―
RCT	randomized controlled trial	ランダム化比較試験
RD	risk difference	リスク差
REC	research ethics committee	研究倫理審査委員会
ROBINS-E	The Risk Of Bias In Non-randomized Studies of Exposures	―
ROBINS-I	The Risk Of Bias In Non-randomized Studies of Interventions	―
RQ	research question	リサーチクエスチョン
RR	risk ratio	リスク比
SAE	serious adverse event	重篤な有害事象
SCCR	specially certified committee for regenerative medicine	特定認定再生医療等委員会
SD	stable disease	安定
SD	standard deviation	標準偏差
SDTM	Study Data Tabulation Model	―
SOP	standard operating procedures	標準業務手順書
SPIRIT	Standard Protocol Items：Recommendations for Interventional Trials	―
SR	systematic review	システマティックレビュー
STROBE	Strengthening the Reporting of Observational studies in Epidemiology	―
SUM	start-up meeting	スタートアップミーティング
UMIN	University Hospital Medical Information Network	大学病院医療情報ネットワーク

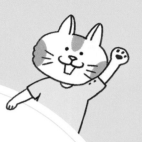

第 1 章

イントロダクション

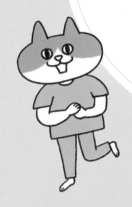
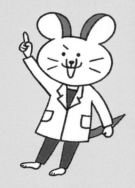

第1章 イントロダクション

A 臨床研究ってなんだろう？

先生，日々患者さんを診ていて，いろいろ疑問が湧いてくるんですけど，調べてもよくわかりません．自分たちで臨床研究をすることで，そういう疑問を解決できるんでしょうか？

非常に重要な視点ですね．でも疑問をすべて研究するのは大変です．整理のためにもそれらの疑問を文章にして残しておくことが大切です．

なるほど．多くの疑問から，最も興味があるものを選んで研究の課題にすればいいんですね．

そうですね．でも，実際に研究をするとなると，知っておかなければならないことがいろいろあります．本書で一緒に学んでいきましょう．まずは「臨床研究とは何か」という基本的なところからはじめましょう．

はい，よろしくお願いします！

臨床研究と聞いてみなさんはどう感じますか？ 何か難しそうな，とっつきにくい印象をもたれる方も多いのではないでしょうか．しかし，臨床研究は，医療にかかわるすべての人にとって，極めて近い場所にあるものだと思います．

A 臨床研究ってなんだろう？

臨床研究の歴史から

少し臨床研究の歴史にふれてみたいと思います．医学自体は，古代文明の頃からあり，人々が健康に過ごすのに重要な役割を果たしてきました．体調が悪くなると，医者に診てもらうのは，太古の昔からのことです．古代より，各医療者の受けた教育や経験が重要な役割を果たしました．その頃から臨床研究は存在し，ヒポクラテスが科学的に行った観察と記述などは，臨床研究の礎になったと考えられています．1症例1症例に十分な考察を加えることや，同一の症状や経過を示した症例の集積や予後の検討などの膨大な知見により，医学が発展しました．また，18世紀になると**比較試験**[*1]が行われるようになり，**盲検化**[*2]の概念が出現してきました．その後，19世紀になり，科学の進歩とともに近代医学は目覚ましい発展を遂げています．そして，20世紀には医学統計が本格的に導入され，臨床研究をさらに科学的なものとしてきました．

エビデンスレベル

有名な**エビデンスレベル**のピラミッドについては，p. 33 を参照してください．

臨床研究と呼べるのは，症例報告以上です．また，最近では，リアルワールドデータによる臨床研究が盛んに行われています．エビデンスレベルのピラミッドのどこに入ってくるかはわかりませんが，ランダム化比較試験と同等のレベルのエビデンスが創出できる可能性もあると考えられています．症例報告も臨床研究の1つです．各症例の科学的な観察と記述は，私たちが外来や病棟で日々行っていることです．これら自体は日常診療の域を出ませんが，十分に考察して症例報告をすることは，医学の進歩に貢献できる立派な臨床研究です．専門家の高説などは参考になりますが，エビデンスレベルは症例報告より低いことを肝に銘じましょう．いろんな総説を読んで学習することは大事ですが，その際に注意しなければならないのは，必ず原著にさかのぼり，自分なりに理解を深めることです．

臨床研究の一例

多くの臨床研究は日々の臨床課題を起源としていると思います．有名な臨床試験を1つ紹介しましょう．p. 33 の図2　エビデンスレベルのピラミッドで「介入研究」「ラ

[*1] **比較試験**：治療や予防を行った症例の群と行わなかった症例の群の差を検証する試験
[*2] **盲検化**：客観性を保つために各研究対象者がどちらの群に割り当てられているかわからないようにする操作

ンダム化比較試験」にあたるものです．古来より，創傷を衛生的に扱うことが重要であることは知られています．19世紀のことですが，Ignaz Semmelweis という医師は，勤めているウィーンの病院で産褥熱による死亡率が高いことについて悩んでいました．そこで，産褥熱は病原体によって伝播し，クロール石灰による手指衛生が重要であるという既報告からヒントを得て，医療者の手洗いを「クロール石灰あり」と「クロール石灰なし」で比較するという臨床研究を行いました．その結果，クロール石灰の使用により，産褥熱での死亡率が明らかに低下することが証明され，産褥熱は敗血症が原因であることが示唆されました[1]．この研究は，明らかに手指衛生が産褥熱のリスクを低下させることを示していますが，その当時，学会や医師会で大きな論争を起こし，簡単には受け入れられなかったそうです．しかし，後年になって見直され，細菌学の進歩にも大きく寄与したといわれています．

このように臨床研究は，医療に携わるものが成しうる，素晴らしく魅力的で価値があるものだと思います．これは，私たちの権利であり，義務でもあると思います．私たちが日々使っている医学知識は，すべて先人たちが打ち立てたものです．これらを使っているだけでは，親のスネをかじる子どもと同じようなものです．私たち自身が臨床研究を行い，新しい医学のエビデンスを創出していくことは，医学の進歩に必須ではないでしょうか．

臨床研究を企画する際に気をつけるべきこと

このように，臨床研究は身近なものですが，研究企画に際してはいくつか気をつけなければならないことがあります．

導入部の会話にもあったとおり，日常診療では多くの疑問が出てくると思います．そのなかから研究の課題を選ぶのですが，この時には十分な検討が必要です．具体的には，すでに解決されている問題でないかどうかを文献検索で確認することや，同僚や先輩との議論も重要です．そして，絞りこんだ臨床的疑問（**クリニカルクエスチョン**）を**リサーチクエスチョン**に置き換えることができるかを考えます．

テーマが固まってきたら，「自分が本当に興味があるか」「実施可能なのか」「臨床的に解決すべき価値があるか」などを，今一度，立ち止まって考えることも必要です．

ここまでくれば，臨床研究企画の第1段階はクリアです．第4章A. 研究計画書はどうつくるの？（p. 82）で解説する研究計画書（プロトコル）の，背景や研究意義などの最も重要な部分ができたも同然です．この時点で，臨床研究として実施可能なものであるかなども含め，病院の臨床研究の支援部門に研究相談するのをおすすめします．難しい問題ですが，研究資金の獲得も必要な場合があります．

研究倫理

もう1つ注意が必要なのが，**研究倫理**です．

これまでも述べたように，臨床研究は私たち医療者のみに与えられた大変魅力的なものです．そのためか，残念ながら，非倫理的な研究が行われてきた歴史があります．ナチスの人体実験により，ニュルンベルク綱領が策定され，ヘルシンキ宣言採択に至りました．また，米国のタスキギー梅毒実験はベルモント・レポート「研究対象者保護のための倫理原則と指針」につながりました．私たちは，臨床研究に際しては，絶えず研究倫理に配慮しながら進めていく必要があります．本書でも**第6章 研究倫理をクリアしよう（p. 119）** で扱いますので参考にしてください．

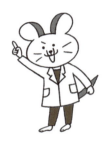

臨床研究は私たちが主役となり，医学の進歩に寄与できる大変重要なものです．本書には，国立病院機構名古屋医療センターで培った臨床研究のノウハウが記載されています．日常臨床から湧き出てくる疑問は非常に多いと思います．臨床研究に積極的にチャレンジしてみましょう．

📖 文献

1) Semmelweiss IP：Die Aetiologie, der Begriff und die Prophylaxis des Kindbettfiebers. Hartleben, 1861

（永井宏和）

• Column •　臨床研究を行うために

みなさんは，施設で臨床研究の講義を受けていますか？ 臨床研究を行ううえで，臨床研究に関する基礎的な講義の受講を必須としている施設が多いと思います（eラーニングも可）．受講が必要な講義を確認し，準備を整えましょう．

第1章 イントロダクション

B 先人たちの成果に学ぶ

あのー,「臨床研究」っていうものを自分でもやってみたいんですが, いったい何をどうしたらいいんですか？

それでは, まずこの本（本書）から勉強してください.

……, これを全部ですか, 読むのが大変じゃないですか.

うーん……（汗）. では, 日常診療で教科書などに載っていなくて困ったなと感じていることはありませんか？

いやいや, それならたくさんありますよ. 例えば, 糖尿病の患者さんに使用するインスリン注射の投与タイミングでしょ, それから高齢者の肺炎への抗菌薬の選択でしょ, それから…….

はいはい, よくわかりました. それでしたら, 日頃疑問に感じていることを思い浮かべながら, このセクションを読んでくださいね.

臨床的疑問からはじまる臨床研究

　患者さんに提供される医療行為は，一般的にそれが患者さんを健常な状態に導く可能性が高いという「根拠」に基づいて実施されています．evidence-based medicine（EBM）が「根拠に基づく医療」と邦訳されるように，医学の分野での「根拠」はエビデンスのことを指します．このエビデンスとは臨床研究の結果を意味しているため，すべての医療行為について臨床研究がなされ，その結果に基づいて行われることが理想です．しかしながら，十分な臨床研究が実施されずにエビデンスが「空白」のままで，長年の慣習や基礎実験のデータに基づいて実施されている医療行為も少なくありません．したがって，臨床研究を行う意義は，エビデンスの「空白」を埋めることであるといえます．

　臨床研究をはじめるにあたって多くの指南書には，まずは日常診療のなかにある臨床的疑問〔**クリニカルクエスチョン（CQ）**〕を見つけるように記載されています．そして，そのCQを解決する目的で臨床研究が企画立案されるのです．では，どのようにしてエビデンスの「空白」につながるCQ，すなわち臨床研究のネタを見つければよいのでしょうか．

　医師はこれまでに得た知識と自らの経験をもとにして診療を行っており，患者さんには自らがもちあわせている知識から最善と思われる治療方法を選択して提供します．治療方法を決定するのに自らの知識だけでは不十分と判断した場合には，教科書や診療ガイドラインなどからエビデンスという情報を補います．しかし，必ずしもすべての疑問が解決するわけではなく，可能な限り収集してもエビデンスが存在しないことがあり，そのような解決しない疑問こそがCQとなりえます．

例1）　疾患Xに対する治療方法として注射薬Aと内服薬Bが存在します．A薬，B薬どちらも疾患Xに対する治療効果が確認されており，ガイドラインにも記載されています．ただし，その2つの優劣は記載されていません．
　　　→ CQ「疾患Xに対して，A薬とB薬のどちらが有用なのか」

例2）　疾患Yの患者には，疾患Zが合併することが知られています．他の医師も経験的に疾患Zが合併しやすいと感じていますが，具体的な合併率は教科書にも記載されていません．
　　　→ CQ「疾患Yと疾患Zはどのくらいの割合で合併するのか」

　日常診療のなかには多くのCQが存在し，「CQは見つからないはずがない」と強く明言している専門家，成書もあります．確かに普段から臨床研究のネタを探そうという気持ちで診療をしている専門医レベルの医師であれば，すぐにCQは見つかるでしょう．しかし，臨床経験が少ない研修医や若い医師がCQを見つけることは，決して容易ではありません．経験が浅いほど診療で疑問に感じることは多くなりますが，それらの疑問はすぐに臨床研究に結びつくCQには至りません．なぜなら彼らが十分な知識を

もっていないがゆえに思い当たった疑問が多く，実は答えとなるエビデンスがすでに存在しているからです．日常診療から CQ を見つけるのが難しいと感じている方は，次に示すように**文献検索**で CQ を探してみましょう．

文献検索でエビデンスの「空白」を見つける

　診療で思い浮かんだ疑問が CQ となり，新たな臨床研究につながるかどうかは，エビデンスがすでに存在しているか否かで判断します．臨床研究を行ってきた先人たちは，その成果を最終的に医学論文として公表しています．したがって，私たちはその医学論文を読むことで，どのような臨床研究が行われてきたかを知ることができます．すなわち，その疑問に対するエビデンスが存在しているかどうかは医学論文の有無で判断できます．

　医学論文は，登録されている**医学文献データベース**から検索して探し出すことができ，読者のみなさんも 1 度は文献検索したことがあると思います．医学論文は世界各国

表　代表的な医学文献データベース

	データベース	概要	使用料
海外文献	PubMed	最もよく用いられる無料のデータベース 米国国立医学図書館（NLM）が作成する MEDLINE とほぼ同じ	無料*
	Embase	MEDLINE に加えて薬学や医薬品の治験などの文献も収載	有料
	Cochrane Central Register of Controlled Trials（CENTRAL）	ランダム化比較試験の文献のみを収載	無料*
	CINAHL	看護系やコメディカルの文献を中心に収載	有料
	PsycINFO	心理学，精神医学系の文献を中心に収載	有料
	Allied and Complementary Medicine Database（AMED）	補完医療，代替医療の文献を中心に収載	有料
	BIOSIS Citation Index	生物学や生物医学分野の文献を中心に収載	有料
国内文献	医中誌 Web	医学中央雑誌刊行会が提供 国内の学協会誌，論文誌の抄録を収載	有料
	J-STAGE	科学技術振興機構（JST）が構築 医学・薬学以外にも工学，人文社会科学などの文献も収載	無料*
	CiNii Research	国立情報学研究所（NII）が運営 学術雑誌と大学研究紀要，博士論文なども収載	無料*

*ただし文献閲覧には別途料金が必要
（二村昌樹：小児内科 2018；505：776-778[3]）より改変）

から毎年膨大な数が公表されていますが，すべての医学論文が検索できる単一のデータベースは存在しません．国内外には複数の医学文献データベースが存在しており，それぞれ特徴を理解したうえでデータベースを選択し，検索を行います．現在，最もよく用いられているデータベースは，英語論文を収載している **PubMed**[1] と日本語論文を収載している医学中央雑誌[2] です（表）[3]．

文献検索は，目的によって単一の論文を探し出す「発見的検索」と網羅的に該当の論文を探し出す「系統的検索」の2つに大別されます．

発見的検索は，あらかじめ抽出したい論文が決まっており，その論文についてわかっている情報で探し出す検索です．論文それぞれに付与されている固有番号である digital object identifier（DOI）や PubMed だけの文献固有番号である PMID などがわかっていれば，その番号だけで目的の論文にたどり着くことができます．固有番号が不明でも，目的とする論文について，できるだけ多くの情報を組み合わせることで絞り込んで検索します．

系統的検索は，ある条件に合致したすべての論文を網羅的に探し出す検索です．エビデンスが存在しているかを把握するためには，この系統的検索を行います．データベースに含まれる膨大な数の論文から，必要なものを漏らさないように慎重に絞り込んでいきます．システマティックレビュー（系統的レビュー）では，極端に検索で絞り込みすぎないようにして，最終的には実際に論文をみながら条件に合致するかを確認します．

例3） 著者Aが雑誌Bに2023年に投稿して掲載された疾患Xに関するランダム化比較試験の論文を検索する．
　　　＝発見的検索

例4） 疾患Yに対してランダム化比較試験で検証された治療法を報告した論文をすべて検索する．
　　　＝系統的検索

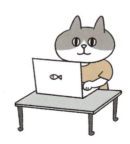

Note

効率的な文献検索のコツ

医学文献データベースでは，一般的な web 検索サイトと同じようにキーワードを入力して検索を行います．少し工夫するだけで効率的に検索でき，時間と労力の節約ができます．

掛け合わせ
① 複数語句の間に AND を入力すると「かつ」と判断される
　例）hypertension AND diabetes　→　下図の B
② 複数語句の間に OR を入力すると「または」と判断される
　例）hypertension OR diabetes　→　下図の A + B + C
③ 複数語句の間に NOT を入力すると後続の語句「以外」と判断される
　例）hypertension NOT diabetes　→　下図の A

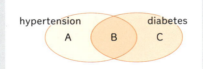

欠落文字
① 単語の最後に「*」を付すと文字が後続する語句も検索できる
　例）cancer*　　　→　cancer, cancers, cancerous　などを含む
② 単語の中の「?」は 1 文字のワイルドカードとなる
　例）immuni?ation　→　immunisation, immunization　などを含む
③ 単語の中の「$」は 0 もしくは 1 文字のワイルドカードとなる
　例）p$ediatrics　　→　pediatrics, paediatrics　などを含む

その他の検索のコツは動画「PubMed による文献検索　第 1 回〜第 3 回」を参照してください（YouTube で「名古屋医療センター　ARO」を検索）．

 文　献
- NHO 名古屋医療センター ARO：PubMed による文献検索（2024 年 6 月 17 日閲覧）
  - 第 1 回　https://youtu.be/GN8Q5BUMrVQ?si=ao8e7jADOFoK7MFo
  - 第 2 回　https://youtu.be/LNUSsJ8u42M?si=D-2tTY_Dp_2sxQm-
  - 第 3 回　https://youtu.be/xUXcuicoFJY?si=PMQ0qjned6oCheMU

CQ から RQ へ

　文献検索をした結果，十分なエビデンスが存在しないことが判明してCQとなりうるものが見つかった場合，次に行うのはCQから**リサーチクエスチョン（RQ）**を構築することです．

　臨床で思い浮かんだCQというものは，臨床研究を実施するには漠然としているケースが多く見受けられます．そこで，より良質な臨床研究を計画するためには，必要な情報を含んだ構文であるRQにします．RQを構成する要素はPatients（患者，対象者），Intervention（介入）あるいはExposure（曝露），Comparison（比較対照），Outcome（結果）の4つで，それぞれの頭文字をとってPICOあるいはPECOと略されます．

　PICOやPECOの要素を1つでも変更すれば全く異なる研究となり，導き出されるエビデンスも当然異なってきます．熟考してRQを構築しないと，当初CQを立案した時に思い描いていた臨床研究が実施できません．次の点に注意しながらPICOやPECOを考えるようにしましょう．

1. P（Patients）

　対象者を詳細に設定しすぎると該当患者が見つからず，研究が予定どおり実行できなくなることもあります．一方で，広範囲にすると様々な患者が含まれることになり，予期しなかった患者の特性が結果を左右する可能性があります．

2. I/E（InterventionあるいはExposure）

　介入研究では治療や指導内容などをIとして採用します．観察研究では曝露される環境要因などをEとして採用します．

3. C（Comparison）

　IやEに対する比較対照です．Iに対しては介入しない場合，すなわち標準治療やプラセボ薬による治療をCに採用します．Eに対しては曝露されない状況をCに採用します．

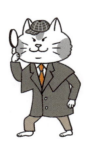

4．O（Outcome）

　評価する指標を採用しますが，論文化することを考慮して可能な限り一般的な指標（他の論文でよく用いられている指標）を選択します．実際の臨床研究では複数の評価項目が設定されますが，ここでは本当に研究で知りたいことだけ（主要評価項目）に絞っておきます．

例5）　P：20～50歳で38℃以上の発熱を伴った疾患Xの患者
　　　　I：抗菌薬Aの1週間内服投与
　　　　C：抗菌薬Bの1週間内服投与
　　　　O：抗菌薬投与開始から37℃以下への解熱24時間を達成するまでの日数
例6）　P：当院の呼吸器内科に通院している疾患Yの患者
　　　　E：最近1年間に1本/日以上の喫煙歴がある
　　　　C：最近1年間に1本/日以上の喫煙歴がない
　　　　O：1週間に認められた症状Zの回数

研究計画の立案に向けて

　臨床研究をエビデンスとするためには，論文として医療系雑誌に掲載される必要があります．論文が受理されるような臨床研究は，読者である医療者にとって「魅力的な研究」といえます．したがって，RQができたら詳細な研究計画を立てていくにあたって，Feasible（実施可能性），Interesting（科学的興味深さ），Novel（新規性），Ethical（倫理性），Relevant（必要性）の5つ（FINER）[4]について自己評価し，アイデアにより磨きをかけます．頻繁に引用されるような有名雑誌，いわゆるhigh impact journalに採択されている論文は，結果としてこのFINERを十分に満たすような臨床研究となっています．

1．F（Feasible）

　理想論だけで臨床研究は実現しません．研究にかけられる時間，資金など現実を直視して，対象人数や介入内容など実行可能な研究を立案します．

2．I（Interesting）

　科学的にも魅力的な臨床研究は，論文として採用されやすくなります．自分だけではなく同じ分野の研究者にとって興味深い研究かどうかを確認します．

3. N（Novel）

　既知の事実の追認になっていないか，文献検索で先行研究を確認します．また，同様の研究が現在進行中でないかについては，臨床研究の登録サイトを確認します．

4. E（Ethical）

　臨床研究を行ううえで守るべき規則があります〔第6章　研究倫理をクリアしよう（p. 119）参照〕．これらの規則を順守した研究にしなければなりません．

5. R（Relevant）

　臨床研究は（将来の）患者さんに役立つエビデンスを創出するために実施されます．科学の進歩に貢献し，患者さんあるいは社会に貢献できる研究かを検討します．

◇◇◇◇

　FINERは一部を除いて，満たしていない項目があっても臨床研究を行うことは可能です．しかし，せっかく資金と労力をかけて実施するのであれば，多くの人の目に触れるような論文になる「魅力的な研究」を目指しましょう．

文 献

1) National Center for Biotechnology Information, US National Library of Medicine：PubMed
　https://pubmed.ncbi.nlm.nih.gov/（2024年6月17日閲覧）
2) 医学中央雑誌刊行会：医中誌Web　https://www.jamas.or.jp/（2024年6月17日閲覧）
3) 二村昌樹：小児科領域などエビデンスが少ない領域では診療ガイドラインは作れないのですか？
　小児内科　2018；50：776-778
4) Browner WS, et al：Designing Clinical Research. 5th ed, Wolters Kluwer, 2022

（二村昌樹）

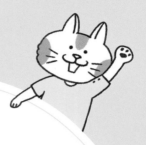

第2章

臨床研究の手法を学ぼう

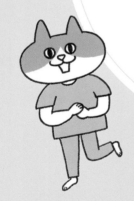

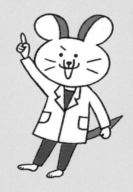

第 2 章　臨床研究の手法を学ぼう

A 研究デザインにはどんなものがあるの？

パーキンソン病に対して新たな研究を計画しています．治療中の患者さんの血液を使って全く新しい検査を行いたいんですが，これは介入研究になるのでしょうか？

新しい検査の結果によって治療が変わったりするんでしょうか？

いいえ，検査結果は患者さんや医療者には伝えない予定です．

それでは観察研究になりますね．

血液検査の回数が結構多いんですが，それでも観察研究になりますか？

血液検査は「侵襲」にあたりますが，これは「介入」の有無とは別になりますので観察研究になります．研究デザインについて一度整理しておきましょう．

16

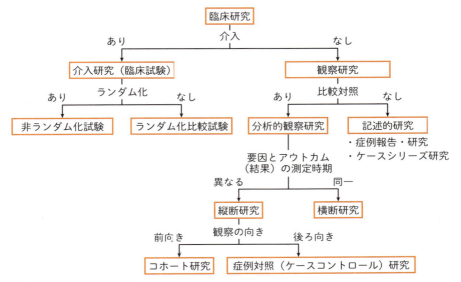

図1　研究デザインの分類
〔福原俊一：臨床研究の道標 第2版（下巻）．健康医療評価研究機構，2017：18[1] より改変〕

　臨床研究では，ある仮説（研究によって示せる結果の暫定的な予測）を立てて，その仮説を実証するための客観的なデータを集めます．この集めたデータをもとに新たな知見を得ることができます．この一連の過程のなかで，研究対象や介入の有無や方法，評価項目の測定方法，評価期間など，どのような方法で行うのかについては様々な「型」が決まっています．そして，その「型」のことを**研究デザイン**といいます．臨床研究では，評価したいことに応じて研究デザインを決定していきます．図1[1]に研究デザインの分類を示します．

介入研究と観察研究

1. 定義

　臨床研究のデザインは，まず大きく**介入研究**と**観察研究**の2つに分類されます．介入研究は臨床試験とも呼ばれます．原則的にこの2つは排反（一方が起これば一方は起こりえないもの）であり，介入を伴えば介入研究，伴わなければ観察研究になります．介入は『人を対象とする生命科学・医学系研究に関する倫理指針（令和5年3月27日一部改正）』（以下，倫理指針）において，「研究目的で，人の健康に関する様々な事象に

影響を与える要因（健康の保持増進につながる行動及び医療における傷病の予防，診断又は治療のための投薬，検査等を含む．）の有無又は程度を制御する行為（通常の診療を超える医療行為であって，研究目的で実施するものを含む．）をいう」と定義されています．つまり，研究によって臨床現場における選択に対し，何らかの制限を加えることを意味します．逆にいえば，観察研究では現場における選択は現場の判断に任せることになります．『人を対象とする生命科学・医学系研究に関する倫理指針 ガイダンス（令和5年4月17日一部改訂）』では，観察研究について「研究目的で，診断及び治療のための投薬，検査等の有無及び程度を制御することなく，その転帰や予後等の診療情報を収集するのみであれば，前向き（プロスペクティブ）に実施する場合を含めて，「介入」を伴わない研究（観察研究）と判断してよい」と定義しています．時折，観察研究でありながら「推奨治療」を設定している研究が見受けられますが，定義に従えばこの推奨には何ら強制力がないことになります．

2. 介入と侵襲

「**介入**」と混同しやすいものに「**侵襲**」があります．倫理指針では，「介入の有無」と「侵襲性の有無」という2つの基準に従って，規制の強弱をつけています．侵襲は倫理指針では「研究目的で行われる，穿刺，切開，薬物投与，放射線照射，心的外傷に触れる質問等によって，研究対象者の身体又は精神に傷害又は負担が生じることをいう」と定義されています．簡単にいえば「研究のために被験者に負担を与えるかどうか」であり，これは介入の有無とは独立しています．そのため，「介入」を行うことが必ずしも「侵襲」を伴うとは限りません．つまり「侵襲のある介入研究」「侵襲のない介入研究」「侵襲のある観察研究」「侵襲のない観察研究」の4つが存在することになります．具体的な例を以下に示します．

- 侵襲のある介入研究：研究で指定した薬や手術方法の効果をみる．
- 侵襲のない介入研究：研究で指定した禁煙指導や食事指導の効果をみる．
- 侵襲のある観察研究：ある病気の予後因子を見つけるために研究で指定した頻回の採血を行う．
- 侵襲のない観察研究：通常の診療で行われる検査の情報のみ収集する．すべての後ろ向き観察研究．

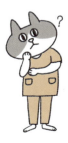

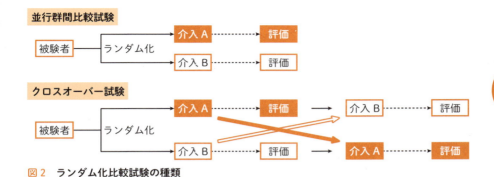

図2 ランダム化比較試験の種類

介入研究の種類

介入研究は大きく分けて**ランダム化比較試験**と**非ランダム化試験**があります.

1. ランダム化比較試験

　ランダム化比較試験では対象をランダムに複数の群に振り分けます．ランダム化により検証したい方法以外の要因がバランスよく分かれるため，公平に比較することができます．最も多く行われているのは各群に異なった介入を行い，その効果や副作用の比較を行う**並行群間比較試験**です．それ以外には**クロスオーバー試験**（交差試験）があります．同じ対象者に時期を変えて2つの介入（仮にAとBとします）を行い，効果や副作用などを比較します（図2）．その際，介入Aを先に行う群と逆に介入Bを先に行う群を設定します．標本数が少なくて済むこと，対象者内比較なので誤差が少ないことがメリットです．一方で完治してしまう疾患，介入の持ち越し効果（介入終了後も効果が続くこと）がある場合などはクロスオーバー試験では評価できません．

2. 非ランダム化試験

　非ランダム化試験は，試験のなかに比較対照を置かない試験です．この場合は通常，過去のデータなどからあらかじめ介入が有用であるかの判定基準を決めてから試験を行います．どのような対象が選ばれるかが結果に大きく影響するためエビデンスレベルは低くなり，探索的試験（効果のあたりをつける試験）として実施されます．

観察研究の種類

1. 記述的研究と分析的観察研究

　観察研究は，比較対照を設定するかどうかによって，比較対照のない**記述的研究**と，比較対照を設定する**分析的観察研究**に分類されます．研究結果を客観的に評価するには，何らかの「比較」を行うことが求められます．比較対照には過去の報告や，これから新たに集めるデータなどが用いられます．比較対照がない場合は得られたデータを事実として述べるだけになるため，記述的研究と呼ばれます．症例研究やケースシリーズ（複数の症例のまとめ）がこれにあたります．

2. 横断研究と縦断研究

　分析的観察研究は，要因とアウトカム（結果）を測定するタイミングで分類されます．要因とアウトカムをある一時点で同時に測定（＝1回だけ観察）する研究は，**横断研究**に分類されます．一方，要因を一時点で測り，それとは異なる時点のアウトカムを測定（＝2回以上繰り返し観察）する研究を，**縦断研究**と呼びます．

3. コホート研究と症例対照（ケースコントロール）研究

研究のためにカルテに保存してある情報を集めはじめました．でも，欲しい情報が収集されていない場合が多く困っています．

今取り組んでいるのは症例対照（ケースコントロール）研究ですね．後ろ向き研究ではデータの欠損が問題となることが多いです．その問題を解決するためには前向きのコホート研究が必要となってきます．

　縦断研究はさらに，観察の時間軸の方向性によって分類されます．最初に要因を測定し，その後の時点においてアウトカムを前向きに測定する研究は**コホート研究**と呼ばれます．一方，最初にアウトカムを測定し，過去の要因を後ろ向きに測定する研究は**症例対照（ケースコントロール）研究**と呼ばれます．

　症例対照研究はすでにあるデータを集めるため，研究自体が比較的容易であり，短時間で行うことができることから広く行われています．しかしながら，必要な情報が欠損

していたり，選択バイアスや情報バイアスなどのバイアスの問題を多く含むため，エビデンスレベルとしては低くなります．

　コホート研究は前向き研究であり，必要な情報を一定の基準で収集することが可能であることから，症例対照研究よりエビデンスレベルは高くなります．しかしながら，あくまで観察研究であるため，選択バイアスなどのバイアスの問題は残ります．また，比較する患者群間で結果に影響を及ぼす背景因子（交絡因子といいます）が異なる場合には調整が必要となります〔交絡因子やその他のバイアスの詳細については，第3章-C. バイアスとその対処法（p. 74）参照〕．

その他の臨床研究 —システマティックレビューとメタアナリシス

　すでに発表されているデータを用いる研究もあります．特定の問題について過去の報告を同定，選択，評価する研究を**システマティックレビュー**と呼びます．システマティックレビューでは特定の問題〔クリニカルクエスチョン（CQ）〕に対し，類似した複数の臨床研究を収集，選定した後，適切に分析・統合する研究方法です．この分析の際に用いられる統計手法が**メタアナリシス**です．現在では，診療ガイドラインはこのシステマティックレビューの手法を用いて作成されています．システマティックレビューの手順を以下に示します．

1. CQ を決める

　CQ は **PICO** ステートメントに沿って設定します．PICO とは P（Participants/Patients：参加者/患者），I（Intervention：介入），C（Comparator：比較対照），O（Outcome：アウトカム）の頭文字を並べたものです．つまり，どのような患者に，どのような介入があると，何と比較して，どんな結果になるのかという4つの要素に分けて明確にします〔第1章-B. 先人たちの成果に学ぶ（p. 6）参照〕．

2. エビデンスを収集する

　定めた CQ に関連する文献を収集します．関連するキーワードを設定し，PubMed/MEDLINE，Embase，Cochrane などのデータベースを検索します．

3. スクリーニング

抽出された文献のスクリーニングを行います．まずは一次スクリーニングとして，重複文献を除去し，タイトル・要旨・キーワードなどから明らかに対象でないものを除外します．次に二次スクリーニングとして本文を読み，文献を厳選します．

4. 個々の研究の評価

個々の研究に対し，バイアスリスクと非直接性（個々の研究結果が 1. CQ を決めるで設定した CQ の PICO とどの程度異なるのか）を評価し，アウトカムについての値を抽出します．

5. エビデンス総体評価

研究デザイン（ランダム化比較試験，観察研究など）ごとに文献をまとめ直し，あらためてエビデンスの確実性の評価を下げる以下の 5 項目について評価します．
① バイアスリスク
② 非直接性
③ 非一貫性（研究ごとの結果のばらつき）
④ 不精確性（サンプルサイズやイベント数が少ない）
⑤ 出版バイアスなど

そのうえで定性的システマティックレビューをまとめます．定量的システマティックレビュー（メタアナリシス）が行える場合は実施します．

6. システマティックレビューレポートの作成

定性的，定量的システマティックレビューの結果をエビデンス総体の強さとしてシステマティックレビューレポートにまとめます．

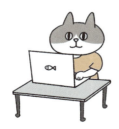

研究報告のガイドライン

研究結果を論文にまとめて提出したら，研究報告のガイドラインに従って書き直すよう返答がありました．どのガイドラインに従ったらよいのでしょうか？

どのガイドラインに従うかは研究デザインによって異なります．自身の研究のデザインを把握したうえで，適切なガイドラインを選びましょう．研究計画の段階から該当のチェックリストの項目を満たしておくことが大切です．

研究報告のガイドラインは，論文報告の質改善と研究の透明性確保のために作成されました．研究成果を論文などで公表する際にどのような項目を含めるべきかは，論文執筆のみならず研究計画作成の段階から非常に重要です．これに関するガイドラインが多数公表されていますが，ここでは代表的な3つについて説明します．雑誌によっては，指定のチェックリストを用いてそれぞれの項目が原稿に記載されているかをチェックし，記載があればそのページ数をチェックリストに書き込み，原稿とともに提出することが要求されます．

1. SPIRIT[2]

Standard Protocol Items：Recommendations for Interventional Trials（**SPIRIT**）は，臨床試験（介入研究）における標準的な**研究計画書**（**プロトコル**）作成ガイドラインです．33項目のチェックリストが用意されており，倫理的な承認から結果の普及方法に至るまでを詳細に記述することが推奨されています．SPIRITに準拠することはプロトコルの透明性や完全性を示すことになります．現行のSPIRIT 2013は33項目のチェックリストで構成されており，日本語を含めた各種言語への翻訳版も公開されています（**表**）[2]．

表　SPIRIT 2013 チェックリスト

章／トピック	項目番号	チェックリスト項目
管理情報（Administrative information）		
タイトル	1	研究デザイン・対象集団・介入（ある場合は試験の略称）をタイトルに含める
試験登録	2a	試験登録番号（trial identifier）と登録機関名（registry）（未登録の場合は予定登録機関名）
	2b	WHO 試験登録データセットの全項目
プロトコルの版	3	版番号とその日付
資金提供	4	資金・物資・その他の支援提供元とその種類
役割と責任	5a	プロトコル作成に関与した者の名前，所属，役割
	5b	試験のスポンサーの名前と連絡先情報
	5c	以下についてのスポンサーと資金提供者（funder）の役割（最終的な権限を有しているかどうかを含めて） 1）研究デザイン 2）データの収集・管理・解析・解釈 3）報告書の作成 4）公表へ向けて報告原稿を投稿することの決定
	5d	以下の組織の構成・役割・責任. 統括センター（coordinating center），運営委員会（steering committee），エンドポイント判定委員会（endpoint adjudication committee），データマネジメントチーム，試験を監督するその他の個人やグループ
はじめに（Introduction）		
背景・論拠	6a	リサーチクエスチョンと臨床試験を実施することの正当性（justification）．それぞれの介入の益（benefit）と害（harm）を吟味した関連研究（公表の有無にかかわらず）の要約を含める
	6b	比較群（comparators）の選択に関する説明
目的	7	明確な目的または仮説
試験デザイン	8	試験の種類（例：パラレル・クロスオーバー・ファクトリアル・単群），割り付け比，試験のフレームワーク（例：優越性・同等性・非劣性・探索的）を含む
方法（Method）：参加者・介入・アウトカム		
研究のセッティング	9	研究のセッティング（例：診療所，大学病院），データ収集予定国のリスト．研究施設のリストの入手先
適格基準	10	参加者の選択・除外基準．該当する場合は，実施施設（study centers）と介入を行う者（例：外科医，心理療法士）に対する適格規準
介入	11a	各群に対する介入の内容（再現可能なようにどのように，いつ実施されるかを詳細に記載する）

A 研究デザインにはどんなものがあるの？

表 （つづき）

章／トピック	項目番号	チェックリスト項目
介入	11b	介入の中止基準および変更基準（例：有害事象に対する薬剤投与量の変更，参加者からの要請，疾患の改善/悪化）
	11c	介入方法の遵守（adherence）を向上させる方策と，遵守をモニタリングするための手段（例：薬剤の返却，臨床検査）
	11d	試験中に許容されるまたは禁止される併用療法
アウトカム	12	主要，副次，その他のアウトカム．測定変数（例：収縮期血圧），解析指標（例：ベースラインからの変化，最終値，イベントまでの期間），集計方法（例：中央値，割合），各評価項目の測定時点．選択した有効性評価項目と害のアウトカムの臨床的妥当性の説明を強く推奨する
参加者のスケジュール	13	組み入れ（enrollment），介入（導入期間とウォッシュアウト期間を含む），評価，参加者のビジット（来院）のタイムスケジュール（概略図を強く推奨）
サンプルサイズ	14	研究目的を達成するために必要な予定参加者数とその決定方法（サンプルサイズ算出の根拠となる臨床的・統計学的仮定を含む）
募集	15	目標サンプルサイズを達成するための組み入れの方策
方法：介入の割り付け（比較試験の場合）		
順序の作成	16a	割り付け順序の作成方法（例：コンピュータで生成した乱数）と層別化のためのすべての因子のリスト．無作為化の予測可能性を減じるために，計画された制限（例：ブロック化）の詳細は，参加者を組み入れたり介入を割り付ける者が見られないように，別の文書に記載されるべきである
割振りの隠蔵方法	16b	割り付け順序を実施する手法（例：中央電話方式，連番の密封された封筒）．割り付けられるまでの期間，順序を秘匿するためのステップを記載する
実施	16c	誰が割り付け順序を作成するか，誰が参加者を組み入れるか，誰が参加者を割り付けるか
盲検化	17a	割り付け後，誰が盲検化されるか（例：試験参加者，ケア提供者，アウトカム評価者，データ解析者）．盲検化の方法
	17b	盲検化される場合，試験中に盲検解除が許容される状況，および参加者に割り付けられた介入を試験中に明らかにする手順
方法：データ収集・管理・解析		
データ収集方法	18a	アウトカム，ベースライン，その他の試験データを評価と収集の計画：データの質を向上させるための関連するすべてのプロセス（例：重複測定，評価者のトレーニング），測定道具（例：質問票，臨床検査）の記載を含む（わかれば信頼性と妥当性を含める）．プロトコルに含まれない場合はその参照先を記載する
	18b	参加者の脱落防止を促進し，フォローアップを完了するための計画．介入を中止または逸脱した参加者から収集すべき，すべてのアウトカムデータのリストを含む

表 （つづき）

章／トピック	項目番号	チェックリスト項目
データ管理	19	データの入力・コード化・機密保持・保存の計画. データの質を高めるための関連するすべてのプロセス（例：二重のデータ入力，データ値の範囲の確認）を含む. データ管理方法の詳細がプロトコルに含まれない場合はその参照先を記載する
統計学的解析手法	20a	主要および副次的アウトカムの統計学的解析手法. 統計学的解析手法に関するその他の詳細がプロトコルに含まれない場合はその参照先を記載する
	20b	追加的な解析（例：サブグループ解析，調整解析）の方法
	20c	プロトコル不遵守に関連する解析集団の定義（例：ランダム割り付けに基づく解析），および欠測データを扱うための統計学的解析手法（例：多重補完法）
方法：モニタリング		
データモニタリング	21a	1) データモニタリング委員会（DMC）の構成 2) DMC の役割および報告体制の概要 3) DMC がスポンサーや競合する利害関係者から独立しているか否かの明示 以上がプロトコルに含まれない場合は DMC の憲章について詳細な記載がされている参照先を記載する. または，DMC が必要とされない理由を説明する
	21b	中間解析と中止基準に関する記載. 誰が中間解析結果にアクセスし，試験終了を最終決定するかを含む
害	22	プロトコルで規定した有害事象，自発的に報告された有害事象，試験介入や試験実施によるその他の予期しない影響を，収集・評価・報告・管理する計画
監査	23	行う場合には，試験実施を監査する頻度と方法，またその手順が研究者とスポンサーから独立しているか否か
倫理と普及（Ethics and dissemination）		
研究倫理承認	24	研究倫理委員会（REC）または施設内審査委員会（IRB）の承認取得計画
プロトコルの修正	25	プロトコルの重要な変更（適格性基準，アウトカム，解析の変更など）を関係者（治験責任医師，REC/IRB，試験参加者，試験登録機関，ジャーナル，規制当局など）に伝達する計画
同意またはアセント	26a	参加候補者またはその代諾者から，誰がどのようにインフォームド・コンセントやアセントを得るか
	26b	補助的研究における参加者データおよび生物学的検体の収集と使用に関する追加の同意条項（該当する場合）
機密保持	27	参加者および参加候補者の個人情報を，試験前・試験中・試験後において機密性を保持するために，どのように収集・共有・管理するか

表 (つづき)

章／トピック	項目番号	チェックリスト項目
利益関係の開示	28	試験全体および各試験施設の責任医師の金銭的利益およびその他の競合利益
データへのアクセス	29	誰が最終の試験データセットにアクセスするかの明示，また研究者に対してそのようなアクセスを制限する契約上の合意の開示
付随的ケア・試験後のケア	30	もしあれば，付随的ケア・試験後のケアの提供，さらに試験参加により損害を被った者への補償に関する規定
普及の方針	31a	研究者とスポンサーが参加者，医療従事者，一般市民，その他関連団体に試験結果を伝達するための計画（例：出版，結果データベースへの報告，その他のデータ共有の取り決めなど）．公表に関するすべての制限を含める
	31b	著者資格（authorship）の適格性に関する取り決め，また職業的ライターの利用計画の有無
	31c	フルプロトコル，参加者レベルのデータセット，統計学的コードの一般公開を許可する計画がある場合は，その計画
付記		
インフォームドコンセントに関する資料	32	参加者と代諾者に提示される，同意取得フォームの見本とその他の関連文書
生物学的試料	33	本試験における遺伝子または分子解析，また，もしあてはまる場合は付随する研究における将来の使用のために，生物学的試料を収集・検査室での評価・保存する計画

〔折笠秀樹，他（訳）：薬理と治療 2017；45：1895-1904[2)] より改変〕

2. CONSORT[3)]

Consolidated Standards of Reporting Trials（**CONSORT**）は，ランダム化比較試験の報告を改善するために広く用いられている統合基準です．報告が必須な 25 項目のチェックリストとフローチャート（図 3）[3)] で構成されています．1996 年に作成されて以降，改訂を重ね，現在は 2010 年に改訂された CONSORT 2010 が利用されています．日本語を含めた各種言語への翻訳版も公開されています．

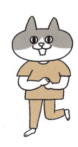

3. STROBE[4)]

Strengthening the Reporting of Observational studies in Epidemiology（**STROBE**）は，観察研究の報告の質を改善することを目的としたガイドラインです．論文のタイトル，要旨，緒言，方法，結果，考察に関連した 22 項目のチェックリストからなってお

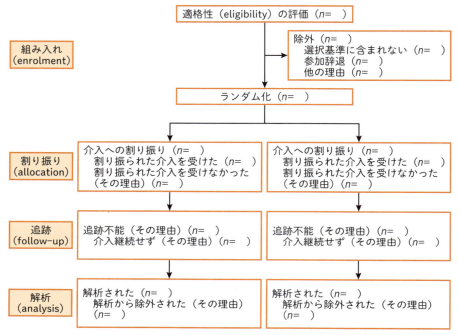

図3 CONSORT の2群間並行ランダム化比較試験の各段階の過程を示すフローチャート（組み入れ，介入への割り振り，追跡，データ解析）
〔津谷喜一郎，他（訳）：薬理と治療 2010；38：939-949[3]〕より改変〕

り，うち18項目はコホート研究，症例対照研究，横断研究に共通の項目で，残りの4項目は上記3研究デザインのそれぞれに特有な項目により構成されています．2007年に第4版が公開されています．

文献

1) 福原俊一：臨床研究の道標 第2版（下巻）．健康医療評価研究機構，2017：18
2) 折笠秀樹，他（訳）：SPIRIT 2013 声明：臨床試験のための標準的なプロトコール項目の規定．薬理と治療 2017；45：1895-1904
3) 津谷喜一郎，他（訳）：CONSORT 2010 声明 ランダム化並行群間比較試験報告のための最新版ガイドライン．薬理と治療 2010；38：939-949
4) 上岡洋晴，他（訳）：疫学における観察研究の報告の強化（STROBE 声明）：観察研究の報告に関するガイドライン．中山健夫，他（編著）：臨床研究と疫学研究のための国際ルール集．ライフサイエンス出版，2008：202-209

（関水匡大）

B 臨床研究の評価とエビデンスレベル

患者さんへの治療について迷ったので，治療効果に関する臨床研究を文献検索してみました．

早速，診療に活用していますね．

担当患者さんにあてはまりそうな論文が複数あったんですが，それぞれ結果が違うので，今度はどの論文の結果を採用するべきなのか，悩んでいます．

臨床研究はエビデンスのレベルや質などで評価できますよ．

たしかランダム化比較試験が"最強"でしたよね！

同じランダム化比較試験でも研究によって質が異なります．このセクションを読んで研究を評価してみましょう．

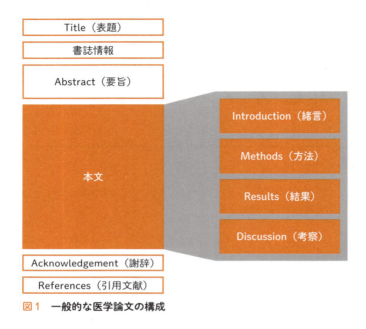

図1　一般的な医学論文の構成

医学論文の構成を知る

　私たちが普段読んでいる論文には，臨床研究の結果以外にも様々な情報が掲載されています．ここでは臨床研究を評価する時に役立つ医学論文の構成をみていきましょう．

　一般的な医学論文は，図1のように表題の後に書誌情報があり，本文の内容を簡潔にまとめた要旨までは最初のページに掲載されています．本文は緒言，方法，結果，考察で構成されています．そして謝辞，引用文献と続きますが，最近では補遺（Supplement）として図表などがweb上に掲載される場合もあります．

　臨床研究の内容を知るために要旨と本文を読みますが，臨床研究を評価するためには次の点に注目します．また，これらは論文を執筆する際に記載すべき事項とされているので，論文を執筆する際にも注意してください[1]．

1. 表題

　最近ではタイトルの最後に「：a randomized controlled trial」「：a systematic review and meta-analysis」など臨床研究のデザインを含めることが推奨されています．

2. 書誌情報

著者名，所属機関，利益相反（COI），著者の役割などが記載されています．利益相反からは著者と製薬会社との関係性を知ることができます．また，統計専門家が解析しているのかなど，研究組織の構成も予想できます．

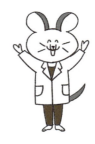

3. 本文

臨床研究の評価にも本文は重要ですが，特に方法と結果に注目します．緒言や考察には著者の思いが詰まっていますが，評価には用いません．

4. 謝辞

資金（fund）の情報から企業などの影響を考慮します．

5. その他

論文が掲載された雑誌名から，投稿時に査読が行われたかどうか，論文のインパクトの強さについても評価できます．

エビデンスレベルを評価する

臨床研究はその手法（デザイン）によって分類されます〔A. 研究デザインにはどんなものがあるの？（p.16）参照〕．そのデザインによって臨床研究の**エビデンスレベル**が決まります．エビデンスレベルは臨床研究結果の確からしさを示す指標で，レベルが高い研究ほど信頼度の高い結果が得られると判断できます．臨床研究は，クリニカルクエスチョン（CQ）を解決して未知の真実の一部を明らかにするために行われます．同じCQに対して複数の臨床研究が存在する場合，エビデンスレベルの高い研究から得られた結果のほうがより真実に近いものと解釈できます．したがって，臨床研究を行う際もできるだけエビデンスレベルの高い研究を計画します．

エビデンスレベルは研究の目的ごとに異なります（表）[2]．例えば，ある疾患の有症率を目的とする場合には，全数調査が最もエビデンスレベルが高くなります．薬剤治療などの介入効果については，表[2]の「治療利益」の列を抜粋したピラミッドのような図がよく用いられます（図2）．ここではレベル1のシステマティックレビュー（SR）に

表 研究目的別のエビデンスレベル

レベル	頻度 （有症率）	診断 （検査精度）	予後	治療利益 （介入効果）	
1	・全数調査 ・特定地域のラ 　ンダム調査	下記の SR	下記の SR	・RCT の SR ・n-of-1 試験の SR	
2	下記の SR	統一基準で盲検法を 用いた横断研究	発端コホート	・RCT ・劇的効果の観察研究	
3	特定地域の非ラ ンダム調査	・非連続研究 ・統一基準を用いな 　い横断調査	・コホート ・RCT の対照群	・非ランダム化試験 ・追跡研究	
4	症例集積	症例対照	・症例集積 ・症例対照 ・質の低い予後コホート	・症例集積 ・症例対照 ・HCS	
5	—	基礎研究からの推論	—	基礎研究からの推論	

SR：システマティックレビュー，RCT：ランダム化比較試験，HCS：historically controlled study，
NCCS：nested case-control study
〔Oxford Centre for Evidence-Based Medicine，OCEBM Levels of Evidence Working Group（Howick
J，et al）：The Oxford Levels of Evidence 2[2] より改変〕

次いでランダム化比較試験（RCT）がレベル 2 となっています．このため，信頼度の高い臨床研究として，RCT が好まれる傾向にあります．

エビデンスの質を評価する

　表[2] では，SR や RCT はどの目的で行われても高いエビデンスレベルに位置しています．しかし，SR から得られる結果に確実性があるか（結果に確信がもてるか）は，そのもととなった RCT の質によって異なります．例えば，研究デザインは SR でも，あまり精度が高くない（質の低い）RCT を集めている場合には，必ずしもその結果に確信がもてず「エビデンスの確実性は低い」と判断されます．このようにエビデンスレベルが高いとされる研究では，研究デザインそのものから評価されるレベルとは別に，その「質」も評価されます．質は研究の「偏り」であるバイアス（bias）で評価され，バイアスが少ないほうが質の高い研究と判断されます．その評価方法は複数存在しますが，ここでは RCT のバイアスリスク評価に用いられる Risk of Bias 2.0 について紹介します．

一般的な治療被害 （副作用）	まれな治療被害 （副作用）	スクリーニング （早期発見）
・RCT の SR ・NCCS の SR ・n-of-1 試験の SR ・劇的効果の観察研究	・RCT の SR ・n-of-1 試験の SR	下記の SR
・個別 RCT （・劇的効果の観察研究）	・RCT （・劇的効果の観察研究）	RCT
・非ランダム化試験 ・追跡研究 ※いずれも十分な症例数，長期的なものには十分な追跡期間		非ランダム化試験コホート
・症例集積 ・症例対照 ・HCS		・症例集積 ・症例対照 ・HCS
基礎研究からの推論		基礎研究からの推論

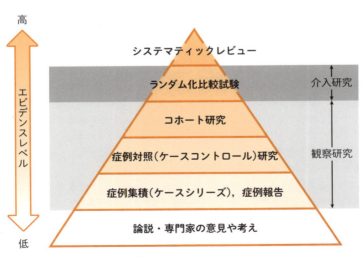

図2　エビデンスレベルのピラミッド

1. Risk of Bias 2.0[3)]

　以下の5項目を「低リスク（low）」「懸念あり（some concern）」「高リスク（high）」の3段階でそれぞれ評価します．評価は研究ごとあるいはアウトカムごとに行われます．

1）ランダム化の方法（randomization process）

　「選択バイアス」とも呼ばれます．RCTでは参加者が各群に公平に割り当てられることが必要です．無作為に，盲検的に，均等に割り付けられているかを評価します．

・ Column ・

患者報告アウトカム
（patient reported outcome）

　臨床研究は，患者さんの疾病治療など，健康の追求のために実施されます．ある治療に効果があるかどうかは様々な指標（アウトカム）によって評価されます．その指標には主観的指標と客観的指標が存在しています．公平な評価をするために，以前は患者さん本人の先入観や気持ちに左右されない客観的指標を用いるのがよいとされていました．現在でも生存期間などの生存アウトカムを評価する時は，客観的指標が望ましいと考えられています．しかし，健康度やQOLなど，客観的指標だけでは十分に把握しにくいものもあります．患者さんの訴える「痛み」「しびれ」「かゆみ」「倦怠感」などの自覚症状は，医療者が過小評価して実態が十分にとらえられないかもしれません．もちろん患者さんが心理的あるいは社会的な影響を受けて過大に評価することも想定されますが，患者さん自身の主観的な評価をありのまま受け入れることも必要です．なぜなら，この評価こそが患者さんの悩みや困りごとの改善度合を示しているのであり，臨床研究が目指すべき直接的な目標ともいえるからです．近年は国内外の臨床研究で，評価指標として**患者報告アウトカム（PRO）**が含まれるようになり，主要評価項目としても採用されています．また，アンケート調査やインタビュー調査で患者さん自身がweb回答することも可能となり，ePRO（electronic PRO）としてデータ収集されることも多くなっています．

　PROに対する用語として，医師報告アウトカム（ClinRO）があります．疾患の重症度評価など専門的知識を必要とする場合にはClinROがより正しい評価となります．

患者報告アウトカム（PRO）の例	・visual analogue scale による痛みスコア ・SF-36 を用いた健康関連 QOL スコア
医師報告アウトカム（ClinRO）の例	・医師の診察による重症度評価スコア ・医師による治療効果判定スコア

2）介入からの偏り（deviations from intended interventions）

「実行バイアス」とも呼ばれます．参加者や治療者が割り付けを知っていたか，知っていたことによる介入からの逸脱はないか，解析方法は割り付けの影響を受けていないかを評価します．

3）不完全データ（missing outcome data）

「減少バイアス」とも呼ばれます．研究参加後の脱落者が多すぎないかを評価します．脱落者が多いデータでは介入と対照との正しい比較ができません．特に群間の参加者のバランスが悪い研究では結果の信頼性が低くなります．

4）アウトカムの測定（measurement of the outcome）

「検出（測定）バイアス」とも呼ばれます．評価項目の測定が適切かを評価します．適切な機器を用いて適切な方法で測定されていたか，測定者が介入内容を知っていなかったかなどを評価します．

5）アウトカムの報告（selection of the reported result）

「報告バイアス」とも呼ばれます．RCTでは評価項目は試験開始前に決めて事前登録されているはずです．これらの評価項目から都合のよいものに限って報告していないかを評価します．

2. その他の評価方法

非ランダム化試験の評価では Risk Of Bias In Non-randomized Studies of Interventions（ROBINS-I）[4]，観察研究の評価では Risk Of Bias In Non-randomized Studies of Exposures（ROBINS-E）[5] や Newcastle-Ottawa Scale（NOS）[6] などが用いられます．いずれもバイアスが少ない，すなわち低リスクであるほど質の高い研究と判断します．

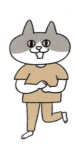

文献

1) International Committee of Medical Journal Editors：Recommendations for the Conduct, Reporting, Editing and Publication of Scholarly Work in Medical Journals. Updated January 2024 https://icmje.org/icmje-recommendations.pdf（2024年6月24日閲覧）
2) Oxford Centre for Evidence-Based Medicine, OCEBM Levels of Evidence Working Group（Howick J, et al）：The Oxford Levels of Evidence 2 https://www.cebm.ox.ac.uk/resources/levels-of-evidence/ocebm-levels-of-evidence（2024年6月24日閲覧）
3) Sterne JAC, et al：RoB 2：a revised tool for assessing risk of bias in randomised trials. BMJ 2019；366：l4898
4) Sterne JAC, et al：ROBINS-I：a tool for assessing risk of bias in non-randomised studies of interventions. BMJ 2016；355：i4919
5) Higgins JPT, et al：A tool to assess risk of bias in non-randomized follow-up studies of exposure effects（ROBINS-E）. Environ Int 2024；186：108602
6) Wells GA, et al：The Newcastle-Ottawa Scale（NOS）for assessing the quality of nonrandomised studies in meta-analyses https://www.ohri.ca/programs/clinical_epidemiology/oxford.asp（2024年6月24日閲覧）

（二村昌樹）

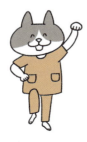

第 2 章　臨床研究の手法を学ぼう

C　記述的研究ってどんなもの？
―看護研究における質的帰納的研究を例に

臨床研究のデザインやエビデンスレベルについて学びましたが，比較対照のない記述的研究とはどのようなものなのでしょうか？

A　研究デザインにはどんなものがあるの？（p.16）でもみたように，症例報告やケースシリーズなどはこれにあたります．また，看護研究ではインタビューなどを用いた質的帰納的研究が多く行われています．ここでは「質的帰納的研究」とはどのようなものなのか，みていきましょう．

記述的研究とは

記述的研究とは，「研究対象の特徴がどのようなものであるか」を説明すべく丁寧に記述していく研究方法です．研究対象に生じている現象そのものに焦点を当てるため，「それがなぜなのか」「どのような理由によるのか」を明らかにするための対照群はおかれません．

記述的研究では，変数の操作を行わないため，調査方法は「観察」的であるといえるでしょう．記述的研究で得られたデータは，その次の段階の研究へとつながっていく基盤となることがよくあります．症例報告やケーススタディで発見された要因・変数が次の段階の研究デザインへ，新たな発見へと発展していくことはよくご存じのことと思います．

記述的研究を発展させてきた看護分野

　日本の**看護研究**は，研究者が研究を行う傾向にあった米国と異なり，現場の看護師が研究を行う傾向にありました．つまり，現場で生じる身近な問題に注目し，自分たちの目や耳でとらえた状況を記述し，その記述を通して振り返り分析する方法がはじまりだったといえます．記述的研究は，記述すること，つまりその事象を物事の特質がはっきりわかるように，秩序立てて書きしるすことであり，患者の個別性や看護師とのかかわりによる変化を詳細にとらえるのに適した方法です．

　現在，看護分野においては症例報告を深めた事例研究法は減少し，インタビューをはじめとした方法で対象がどうあるのかについてデータを集め，それを**質的帰納的方法**と呼ばれる方法で抽象化し，明らかになった内容を記述する，という形の記述的研究が盛んに行われています．

記述的研究における主観と一般化の問題

1. 質的帰納的方法とは

　自然科学における演繹的方法では，仮説を検証したり，ツールや方法の信頼性や妥当性を検証しますが，質的帰納的な方法では，目の前の現象を様々な方法で観察した，雑多で整理されていない膨大な情報こそがデータです．これらのデータの本質をわかりやすく，理解できる形で記述するための分析方法が質的帰納的方法です．記述的研究には量的研究も含まれますが，代表的な「そこに何があるのか」を明らかにする方法として，看護分野で多くの研究者が取り組んでいる質的帰納的研究を紹介します．

2. 看護分野で多く行われる質的帰納的方法

　対象について知りたいことの焦点が絞られたら，そこに焦点を当ててデータを集めます．データを得る方法は様々ですが，多くの場合「**半構造化面接法（インタビュー）**」という手法が用いられます．

　半構造化面接法は，あらかじめ大まかな目的や質問内容は決めておくものの，できるだけ対象者に自由に語ってもらう方法で，時には数時間に及ぶ会話となります．

　こうして得られたデータは雑多で，行ったり来たりする話し言葉のままの会話で，整理されていません．この膨大な情報は，まず逐語的にすべて書き起こされ，次のような手順で整理されていきます（**図**）．

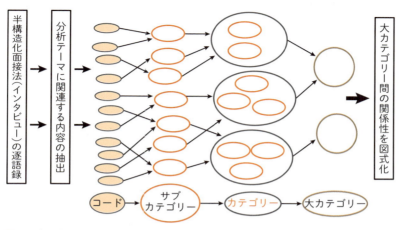

図　現象の本質を見出すための質的帰納的分析の基本的な手順

① 明らかにしたいテーマに関する語りの部分を取り出す
② 取り出された語りが意味するところをとらえて簡潔な文章にまとめる（**コード化**）
③ 類似コードを集めて共通する意味を表記する（**カテゴリー化**）
④ ③をくり返し，現象の意味を記述していく．時に図なども用いて表す

　これは基本的な手順で，この方法については哲学や社会学などを背景とした様々な手法が開発されています．

　この時に重要なのは，データのクオリティや内容，そしてその抽象化のプロセスと結果は研究者によって大いに左右されるということです．研究者が看護師であれば，その看護師は直感や経験知，感情や思考のすべてを使って事象に迫る（データを集め，分析する）わけです．その意味では，研究者自身の**主観**も研究の大切な要素です．これは，欠点でしょうか？

　このような主観をも取り入れたスタイルのため，「質的研究は**客観性**がない」ことを指摘され，「客観性がないゆえに一般化できない．一般化できないのでは科学的価値がない」と追及されることがあります．質的研究のパラダイムは看護学にとっては重要なパラダイムなのですが，「一般化」については今後も争点となりそうです．

　主観も質的研究には重要な要素であると述べましたが，質的帰納的研究の実践者は，主観に頼り切って面接や観察を実施しているわけではありません．自身のものの見方やとらえ方の信頼性や妥当性を高めるべく，自分を道具とする訓練が必要となります．この訓練に，研究者の看護師としての専門的な知識や哲学があわさって，看護研究を成立させています．

看護研究の対象とデザイン

　看護は病人に限らず，健康な人や死にゆく人，これから生まれてくる胎児など，すべてを対象とします．看護学では，人の発達段階に応じた小児・成人・老年・母性看護学に加え，すべての基礎となる基礎看護学，地域看護学，精神看護学の 7 つの分野に分けて教育・研究が行われます．人間すべてが看護研究の対象ですが，中心は病をもつ人とその家族へのケアとなります．また，看護師の教育や労働環境に関するもの，教育・仕事への満足度に関するもの，**看護ケア**の適切性の検証，看護教育の評価など多岐にわたります．

　研究デザインは，仮説探索型の量的研究，実験研究，評価介入研究，質的研究（事例研究を含む）があり，目的に合致した方法を選択しています．

　看護はケアそのものが目に見えず，数値で測定することができないため，評価することが難しいとされてきました．ケアの効果や患者との関係性構築において，そこに何があるのかという現象を探るために観察法を取り入れたり，対象となる人にインタビューをしたりする手法が多く選択されています．

看護研究の具体例

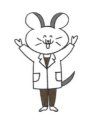

1. 記述的研究① 「熟練看護師の術後疼痛緩和における臨床判断に関する質的研究」[1]

　「そこで何が起こっているのか」を探った記述的研究を紹介します．

　看護学研究科修士課程の大学院生が常々感じている以下の疑問があり，それを自身の研究テーマとしました．

- 熟練した先輩看護師が術後患者を担当すると患者の疼痛の訴えがほとんどない．
- 熟練した先輩看護師が術後患者を担当するとせん妄発症が少ない．
- 経験の浅い看護師が担当した場合は，薬剤を投与していても患者の疼痛に関する訴えが多く，せん妄の発症率も高い．

→熟練看護師と経験の浅い看護師では何が違うのだろうか．

　看護師の専門職性や熟達度を測定する信頼性・妥当性が確保されたいくつかのツールはありますが，それでは特徴を明らかにすることはできないと考えて「そこに何があるのか？」という研究疑問を明らかにするためにインタビューによって探る方法（質的帰納的研究）のデザインを選びました．

　この大学院生は，術後患者が示す反応や痛みを感じるタイミング，様々な介入による様々な変化を熟練看護師はどのようにとらえて看護しているのか，面接法によって 30

歳以上の5人の看護師に聴き取りました．分析のプロセスでは，インタビュー結果を逐語録に起こし，文脈単位で拾ってコード化（コード数 328）し，さらに類似性に沿ってカテゴリー化（**サブカテゴリー** 44，**カテゴリー** 8）するという，とても時間のかかる作業を丁寧に地道に行いました．カテゴリー化した項目には命名します．

　命名した結果，熟練看護師は患者の「主観的で多様な痛みの読み取り」に優れており，さらに「徹底した術後疼痛コントロール」を実施しており，痛みを我慢させてはいけないことや自己調整鎮痛法（PCA）の効果を経験上，十分知りえていたことなどが功を奏していることがわかりました．また「疼痛の閾値を高めるための看護援助」も実施していました．この他に得られたカテゴリーは「共感的態度」「心身の安寧をもたらす代替療法」「疼痛緩和を支持する知識と経験の積み重ね」「臨床判断を洗練させる努力」で説明されました．このように，漠然としていたことがインタビュー結果を分析することでみえてきます．

　この研究からは，術後疼痛緩和において，すべての患者に対して鎮痛薬が効果的であるとは限らないことから，薬剤に頼らない疼痛緩和の工夫が必要であることや術後看護に関する知識やスキルを向上させる努力の重要性がわかりました．

　しかし，落とし穴もあります．これらのカテゴリーは「専門職性の発揮」とか「卓越した看護実践」などのように一般的な言葉に置き換えられてしまうことがあります．語彙力や臨床経験が豊かでないと対象者の語りから本質を導き出すことができません．

　臨床現場の疑問や看護の質向上の要求にこたえるためには，このように個々の看護の特徴をとらえるための面接法や，事例を丁寧に記述し，振り返りながら分析する記述的研究が適していると考えられます．

2. 記述的研究②「就労腹膜透析患者の職場でのセルフケア状況とセルフケアを支える支援についての検討」[2]

　記述的研究の2例目として，大学院看護学研究科の大学院生の研究テーマを紹介します．この研究のもととなったのは，慢性腎不全で血液透析ではなく腹膜透析を選択し，社会活動を続けている患者さんに関する以下のような研究疑問でした．

・日本では血液透析が主であるが腹膜透析を選択した理由は何か．
・腹膜透析をしながら就労している患者さんはどのようなセルフケアを実施しているのか．
・腹膜透析をしている患者さんがセルフケアを継続して社会生活を送るために，看護師に望むことは何か．

　この研究では，郵送法による質問紙調査と面接法によるインタビューの2つの方法を取りました．

7名の就労している腹膜透析患者さんにインタビューを実施し，インタビュー内容をコード化，カテゴリー化したところ，384のコード，29のサブカテゴリー，7つのカテゴリーに集約されました．命名されたカテゴリーは，「生活に制限が生じることの煩わしさ」「職場で腹膜透析を行ううえでの困難」「職場・家族・医療が支える腹膜透析」「自分らしい生活を維持するための腹膜透析の選択」「血液透析への抵抗感」「腹膜透析を継続させるためのセルフケア」「よりよい治療へ期待」でした．これらの結果から明らかになったことは，医療者側からは血液透析を推奨されていたこと，しかし，自分らしい生活を送るためにあえて腹膜透析を選択していたことでした．また，セルフケアができているために，外来では腹膜透析を実施している患者さんへの看護介入は積極的には行われていませんでした．しかし，腹膜透析患者さんは日々不安と闘っており，定期的な専門家の介入を望んでいました．事実，腹膜透析を維持するうえで，職場での無理解による困難さがあり，現状はまだまだ厳しい状況がありました．そのような困難さを抱えながら感染対策などのセルフケアを行って，就労を続けている努力が明らかになりました．

　この研究からは，慢性腎不全患者さんが血液透析・腹膜透析のいずれかを選択する際のインフォームド・コンセントにおいて，十分な情報を示す自己決定支援の必要性と，腹膜透析を行っている患者さんへの教育指導やカウンセリングなどの必要性が示唆されました．

3. 実験研究「足浴は本当に効果があるのか」[3)4)]

　次に紹介するのは実験研究になります．

　足浴は，一般的には「足湯」として知られている方法ですが，臨床では患者の安寧を促す方法として古くから行われてきました．特に睡眠障害のある患者に実施することで効果が報告されていますが，多くは主観的評価でした．そこで次のような問いが生まれました．

- 足浴は本当に睡眠を促す効果があるのか．根拠があるのか．
- 足浴によって眠気が出る人と，逆に覚醒する人がいるのはなぜか．

　足浴に関しては多くの研究がありますが，客観的指標を用いた研究を紹介します．この実験は平均年齢 21.3 ± 3.1 歳の健康男子19名を対象とし，40℃の温湯に15分足をつけて，血圧，心拍数，心拍変動スペクトル解析

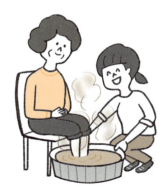

によって算出した副交感神経・交感神経活動指標，皮膚血流量などを測定しました[3]．その結果，足浴後には末梢の血流量の増加，拡張期血圧の低下，足浴中の交感神経活動指標の増加，足浴後の副交感神経活動指標の増加などがみられたと報告されています（いずれも足浴前と比較して有意差あり）．実験結果から，副交感神経活動指標の増加，皮膚温の上昇と血流量の増加などの客観的データによって睡眠促進効果があることが証明されました．覚醒効果は温湯に足をつける時間によって，交感神経活動指標が増加するためとする実験結果も示されています．足浴に関する実験研究は数多く実施されています．

　これらの研究の成果により，これまでのように経験則で「なんとなく効果があるから」ではなく，根拠をもって足浴を効果的に実施することができるようになりました．

　足浴に関する文献検討では，海外文献データベースのMEDLINEで不眠援助としての「footbath（足浴）」に関する研究は見あたらなかったことが報告されています[4]．足浴は日本特有のケアであろうと考えられます．

　この他にも，看護師が経験的に効果があると判断して行ってきたアロマを用いたマッサージ，意識障害のある患者さんへの毎日の声掛けや座位の訓練による脳幹への刺激が意識レベルの改善につながったなどの効果が客観的に検証されています．

　看護では，患者さんの様々な反応をとらえてケアを行いますが，ケアの効果は患者さんによって異なります．そのため，どのような介入によってその効果が得られたのか，看護師と患者さんの間にどのような相互作用があったのかなどを明らかにすることが難しいのです．記述的研究である質的帰納的研究は，このような看護における現象を観察法やインタビューによって明らかにしようとするものです．実験研究や介入研究，質問紙調査による量的研究など，様々な研究手法によってこれまで経験則で行われてきたケアが科学的に証明され，根拠が明らかにされていますが，複雑な人間の感情や反応，ケアによる変化などをとらえるには，質的なアプローチが適しているのです．

文献

1) 丹沢早苗：熟練看護師の術後疼痛緩和における臨床判断に関する質的研究．山梨県立大学大学院看護学研究科修士論文，2009
2) 田口博子：就労腹膜透析患者の職場でのセルフケア状況とセルフケアを支える支援についての検討．愛知医科大学大学院看護学研究科修士論文，2017
3) 金子健太郎，他：足浴が生体に及ぼす生理学的効果―循環動態・自律神経活動による評価．日本看護技術学会誌 2009；8：35-41
4) 吉永亜子，他：睡眠を促す援助としての足浴についての文献検討．日本看護技術学会誌 2005；4：4-13

（白鳥さつき，大石ふみ子）

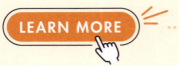

疫学研究から得られるもの
―疫学とリアルワールドデータ

疫学とは何か

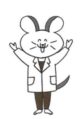

疫学とは，人間の集団における，健康に関連した事象の頻度や分布を明らかにし，それらに影響を与える要因を究明して，予防や治療，健康政策など，健康問題への有効な対策を立てるための学問です．

疫学研究と臨床研究との違いは，研究の対象が，臨床研究の場合は医療機関で治療を受ける"患者"に限定されるのに対し，疫学研究の場合は，まだ医療機関を受診していない人を含めた集団が対象となります．疫学には人間の健康に影響を及ぼす要因の違いにより，社会疫学や，環境疫学，薬剤疫学など様々な分野があります．

臨床研究だけではなく疫学研究においても，**リアルワールドデータ**を用いた研究が数多くあります．リアルワールドデータとは，研究目的に採取したデータではなく，電子カルテや健診データ，レセプト，診療群分類包括評価（DPC）データ，疾患登録データなど，実社会で日常的に採取されたデータを指します．このようなデータは様々な背景をもつ人々の情報を非常に多く含んでいるため，疫学分野で活用されています．

疫学研究の手法，研究デザイン

疫学研究では様々な研究手法，デザインが用いられ，一般的に記述疫学，分析疫学，介入研究に分かれます（図）．個々の研究デザインについての詳細は第2章-A．研究デザインにはどんなものがあるの？（p. 16）に説明があるため割愛しますが，それぞれのデザインの特徴と役割を簡単にまとめます．

LEARN MORE 疫学研究から得られるもの―疫学とリアルワールドデータ

記述疫学	分析疫学	介入研究
健康問題に関連する要因は？	危険因子/予防因子が健康問題に関連するという仮説は本当か？	治療法/予防法が本当に健康問題を改善するか？
分布や発症頻度などを観察 3つの柱：①人, ②場所, ③時		
仮説を立てる	仮説を検証する	介入の効果を確認

図 記述疫学，分析疫学，介入研究の役割

1. 記述疫学

　記述疫学とは，ある集団（地域や国など）における健康問題について，分布や発症頻度などの情報を観察，記述し明らかにすることで，その健康問題の発生要因について仮説を立てる方法です．この時，①人（年齢，性別，家族歴，人種など），②場所（国，都道府県，市町村，都市/農村，南北など），③時（年次，月次，季節など）の3つの視点で観察していくことが重要になります．

　例えば，食中毒流行の調査について考えてみます．ある地域で，特定の時期に下痢の症例が急増したとします．はたしてこれが食中毒の集団発生なのか，食中毒であれば原因は何なのかを究明していくためには，記述疫学的アプローチが必要になります．急性胃腸炎などの他の要因を除外するため，まず1人1人の症例についての情報を確認し，特に食中毒と関連がありそうな症例が，①人：腸管出血性大腸菌 O157 陽性の下痢症例，②場所：A 市，③時：9〜10 月，という条件に集中していることを突き止めます．①については，さらにどういう年齢や性別の人が多いのか，②については，A 市のなかでもどの地域に多いのか，③については，どの日付の前後で特に多いのかをさらに調べます．この結果，①でほとんどの症例が小学生であり，②で A 市立の小学校 3 校の学区内での発生が多いこと，③で 9 月 20 日に急に発症者が多くなっていることがわかれば，小学校での 9 月 20 日前後の給食による食中毒だったのではないか，という仮説が立てられます．この仮説に基づき，個々の症例でのさらなる情報収集や，小学校，配食センターへの実地調査，O157 の遺伝子検査などから感染源，感染経路の特定が行われることになります．

　感染症や疾病が本当に流行しているか，それが人，場所，時でどのように

変化しているのかを見逃さないためには，普段からのサーベイランスが必要不可欠です．感染症の発生動向調査[1]，子どもの健康と環境に関する全国調査（エコチル調査）[2]，川崎病全国調査[3]，各種難病の全国疫学調査など，発生や分布の状況を明らかにすることで，危険因子の解明や治療，予防法の開発につなげようとする試みが数多く行われています．

2. 分析疫学

　記述疫学研究などによって，ある要因（危険因子もしくは予防因子）と健康問題（疾病など）の間に関連があるかもしれないという仮説が得られたら，次に，両者には本当に因果関係があるといえるのかどうか，統計学的に仮説検証するのが**分析疫学**です．分析疫学には様々な研究デザインが使用されていますが，特に多いのは以下のようなデザインです．

① **コホート研究**：ある集団について長期間観察を行い，「関連があるのではないか」と仮説を立てた曝露要因（疾病の危険因子，もしくは予防因子）の有無により，問題となる疾病を発症する割合が異なるかどうかをみる研究です．コホート研究では，曝露群と非曝露群で疾病の罹患率や死亡率，リスク比（相対リスク）が計算できます．

② **症例対照（ケースコントロール）研究**：すでに疾病に罹患した集団が対象です．この集団にマッチした特性（年齢，性別，社会背景など）をもつ，疾病に罹患していない集団を対照群として，過去にさかのぼり，検証したい曝露要因をもつ割合に違いがないかを検証します．疾病群を対象としているため，疾病の罹患率や死亡率，リスク比（相対リスク）は計算できません．曝露要因と疾病の関連の強さの指標としてオッズ比を計算します．

③ **横断研究**：ある集団を，調査したい曝露要因のある群とない群に分け，それぞれの群で疾病の有無に差があるかをみる研究です．このデータは一時点のデータになりますので，曝露要因と疾病は同じ時点で存在することになります．このため，罹患率ではなく，有病率を求めることになります．

④ **生態学的研究**：個人でなく，地域や国，市町村などの集団単位を研究の解析対象とし，異なる集団で，曝露要因と疾病との関連に違いがあるかを検討する方法です．

　これらは観察研究です．観察研究である以上，解析対象とした集団には，

様々な生活習慣や社会的背景，併存症などもった人々が含まれます．ある要因と疾病の因果関係を調べるうえで，これらの要因が交絡として誤った結果を招くことがあります．また，対象とする集団の選び方を間違えたり，データの収集が不確実な方法であったりすると，得られた情報にバイアスがかかり，これもまた結果をゆがませる原因となります．このため，これらのバイアスや交絡をできるだけ調整し，真の結果に近い結論を導き出す工夫が必要となります．交絡やバイアスの調整についての詳細は第3章-C．バイアスとその対処法（p. 74）をご覧ください．

3. 介入研究，システマティックレビュー

　分析疫学で，ある疾病と要因（危険因子もしくは予防因子）との間に因果関係があるのではないかと推測されたら，その要因に対する治療法や予防プログラムを検討しなければなりません．これらの治療，予防法が実際に疾病の予防や予後の改善につながるのかを確かめるのが**介入研究**の役割です．最もエビデンスレベルの高い介入研究はランダム化比較試験（RCT）となります．検討したい治療法や予防プログラムなどを施した介入群と非介入群について，両群をランダムに分けることで交絡因子をできるだけ小さくし，両群間の疾病リスクに本当に違いがあるかをみる研究です．介入は先に述べた記述疫学や分析疫学により，有効である可能性が高く，なおかつ安全性が高いと示されたものでなければなりません．そして，介入方法やみたいアウトカムの特性によっては，非常にたくさんの症例や長期にわたる研究期間が必要になり，その分マンパワーや費用も必要になります．

　調べたい要因（介入）と結果（疾病リスクや治療・予防効果など）が同じである論文が複数出版されても，それぞれの論文で症例の選択方法や研究方法，効果を測るためのアウトカムなどが異なるため，ある論文では大きく効果ありとなっているのに，他の論文では効果が小さい，もしくは効果なしとなっているなど，論文によって結果はすべて変わってきます．そのため，複数の研究結果をまとめて，調べたい要因と結果の間に本当に因果関係があるのかを調べる作業が必要になります．個々の論文の内容を吟味していく方法に，文献レビューや総説があります．これらは著者の視点で各文献の特徴をまとめ，最終的に要因と結

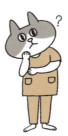

果の間に因果関係があるのかどうかを判断する研究です．これらの研究に含まれる論文の選び方や最終的な結果の導き方は，著者の経験則や主観によって行われるものになります．これに対し，**システマティックレビュー**は，再現性のある方法を使用して客観的に検討する論文を選択，批判，吟味します．解析したい論文の要因（介入）やアウトカムなどを厳密に定義し，どのデータベースからどのような検索方法で選択したのか，また最終的な結果をどのような方法で導き出したのかをすべて明示します．**メタアナリシス**では，選択した論文のデータを統合して解析し，要因と結果の間の因果関係を統合した効果量（統合オッズ比など）で表します．メタアナリシスでは，交絡を問題とするために RCT 論文が使用されることがほとんどですが，同じ RCT でも対象者の選び方が異なった論文が集まれば，選択バイアスが問題となります．また，複数のデータベースからくまなく論文を検索し，客観的に吟味したつもりでも，そもそもネガティブな結果の RCT が報告されない傾向（**出版バイアス**）があれば，集めてきた論文をいくら解析しても真の結果は得られないため，こうしたバイアスにも注意しながら解析する必要があります．

リアルワールドデータを用いた疫学研究の例

　分析疫学としての観察研究に大きく貢献するのがリアルワールドデータです．近年では国や自治体，学会単位，医療機関グループ単位など，日々の検査，診療内容の情報を収集する様々な**データベース**がつくられており，そのデータを利用した疫学研究が盛んに行われています．どのような形で疫学研究が行われているのか，実際の論文を例にみてみましょう．

1. イスラエルの COVID-19 ワクチン集団接種研究

　まずは新型コロナウイルス感染症（COVID-19）の新規ワクチンの有効性に関する『New England Journal of Medicine』（NEJM）の論文をみてみましょう[4]．

　Dagan らは，イスラエルにおけるファイザー社の COVID-19 に対する mRNA ワクチンの集団接種の実社会での効果を検証するため，イスラエル最大の健康保険組合 Clalit Health Services（CHS）のデータを解析しました．

CHSのデータベースはイスラエルの人口の53％にあたる470万人をカバーしています．

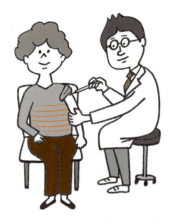

この研究は**後ろ向きコホート研究**という研究デザインで行われています．ワクチン接種群に対し，比較する非ワクチン接種群（コントロール）を選ぶ方法として，両群の**交絡**をできるだけ小さくする目的で「**マッチング**」という手法を使用しています．2020年12月20日から2021年2月1日までの期間にワクチン接種を受けた人のなかから1人を選び，ワクチンを接種したことのない人のなかから，その人と年齢，性別，セクター（一般ユダヤ人，アラブ人，超正統派ユダヤ教徒），居住地域，過去5年間のインフルエンザワクチン接種歴，妊娠の有無，および併存疾患の総数，がマッチした人を選びます．こうしてワクチン接種群，非接種群それぞれ1：1となるように選んでいきます．条件にマッチした相手がいなかった場合は解析から除外されます．アウトカムは，PCR法陽性の新型コロナウイルス感染（症候の有無にかかわらず），症候性のCOVID-19，COVID-19に関連した入院・重症化・死亡です．これら5つのアウトカムそれぞれにおいて，ワクチンの有効性をKaplan-Meier（カプラン・マイヤー）推定を用いて，100％×（1－リスク比）で表しました．

マッチングされた人数は，ワクチン接種群，非接種群ともに596,618人でした．初回接種後14〜20日目，および2回目接種後7日以上経過した時点それぞれにおいて，新型コロナウイルス感染に対する推定有効性は46％〔95％信頼区間（CI）40〜51％〕および92％（95％CI 88〜95％），症候性COVID-19に対する有効性は57％（95％CI 50〜63％）および94％（95％CI 87〜98％），入院に対しては74％（95％CI 56〜86％）および87％（95％CI 55〜100％），重症化に対してはそれぞれ62％（95％CI 39〜80％）および92％（95％CI 75〜100％）でした．COVID-19による死亡予防の推定有効性は，初回投与後14〜20日目で72％（95％CI 19〜100％）でした．著者らは，この論文により，イスラエルの全国的なBNT162b2 mRNAワクチンの集団接種が，COVID-19関連の幅広い転帰に有効であったと結論づけています．

2. 日本の総務省消防庁データを利用した AED 普及と 心停止後救命者数の研究

日本の National Database（NDB）を用いた研究の例として，同じく NEJM に掲載された，一般市民の自動体外式除細動器（AED）利用増加と心停止後救命者数改善の関連を調べた前向きコホート研究の論文をみてみましょう[5]．

研究の目的は，AED の全国的な普及が，心室細動による心停止後の生存率の上昇と関連しているかどうかを調べることです．この場合の生存は，神経学的転帰が良好な状態での生存を指します．

この研究では，総務省消防庁の院外心停止に関する全国登録データベース（All Japan Utstein Registry）を使用しています．このレジストリは，国際的に標準化された Utstein 様式に従って，日本国内のすべての心肺停止救急搬送患者のデータが記録されており，年間 10 万件以上のデータが登録されています．対象は，2005 年 1 月 1 日から 2013 年 12 月 31 日までの間に，心室細動による心停止となり，現場に居合わせた一般市民（一般市民バイスタンダー）または救急医療サービス（EMS）隊員によって蘇生され，その後医療機関に搬送された患者です．AED によるショックが行われれば，「心室細動あり」と判断しました．主要評価項目は院外心停止後 1 か月時点での良好な神経学的転帰を伴う生存で，良好な神経学的転帰は，Cerebral Performance Category のスコアが 1 または 2 であることと定義しました．副次評価項目は，病院到着前の循環の回復と 1 か月後の生存としました．また，良好な神経学的転帰で生存した患者のうち，一般市民バイスタンダーの AED 使用により生還したと考えられる患者数を推定するため，1 年ごとに以下を求めました．

一般市民バイスタンダーから除細動を受けた心室細動心停止患者数×（一般市民バイスタンダーから除細動を受け神経学的に良好な転帰で生存した患者の割合−一般市民バイスタンダーから除細動を受けずに神経学的に良好な転帰で生存した患者の割合）

データに含まれる交絡の調整のため，多変量解析で，①性別，②年齢（0〜17 歳，18〜74 歳，75 歳以上），③一般市民バイスタンダーの種類（家族，その他），④心肺蘇生中の消防からの指示の有無（なし，あり），⑤一般市民バイスタンダーが開始した心肺蘇生法の種類（なし，胸骨圧迫のみ，従

来型），⑥倒れてから患者に接触するまでの時間，⑦心肺停止が起こった年，の7項目について調整を行いました．またさらに，一般市民バイスタンダーから除細動を受けた人と受けなかった人について，この7項目を用いた「傾向スコア（propensity score）」によるマッチング法でマッチさせ，アウトカムの傾向に変化がないかを確認しています．

　一般市民バイスタンダーがいた心室細動による心停止患者43,762人のうち，4,499人（10.3％）が一般市民バイスタンダーによる除細動を受けました．一般市民バイスタンダーによる除細動を受けた患者の割合は，2005年の1.1％から2013年には16.5％（$P<0.001$）に増加していました．良好な神経学的転帰で1か月後に生存していた患者の割合は，一般市民バイスタンダーによる除細動を受けたほうが受けなかった場合よりも有意に高いことがわかりました（38.5％ vs 18.2％，多変量解析による調整後のオッズ比は1.98，95％CI 1.84〜2.13）．また，一般市民バイスタンダーによる除細動を受けた人と受けなかった人のマッチングをした後に求めた調整オッズ比は1.99（95％CI 1.80〜2.19）であり，やはり一般市民バイスタンダーによる除細動を受けたほうが受けなかった場合よりも有意に高いことが確かめられました．良好な神経学的転帰で生存した患者のうち，一般市民バイスタンダーによるAED使用により生還したと推定される患者数は，2005年の6人から2013年には201人に増加しました（$P<0.001$）．著者らは，日本において一般市民バイスタンダーによるAEDの使用が増加し，これが院外心室細動心停止後の神経学的転帰が良好な生存者数の増加と関連していると結論づけています．

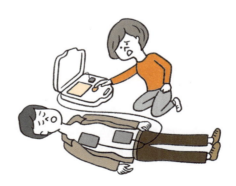

リアルワールドデータ研究の限界と可能性

リアルワールドデータを使った観察研究では，いわゆる臨床試験とは比べ物にならないほどの大人数のデータの解析を短期間にできることが利点です．また，非常に限定された条件の患者のみを解析対象とする臨床研究とは異なり，実社会に近い集団を解析対象にすることができます．その一方で，アウトカムに影響を与えうる**交絡因子**をどのように調整するかが問題となってきます．もちろん，解析対象者が多いほど，統計学的に調整できる交絡因子の数は多くなります．また，先に取り上げたマッチングという方法は，解析対象者数がある程度大きい場合にしか用いることができません．その意味で，ビッグデータには様々な統計的交絡調整法を試すことができるという利点があります．しかし，使用するデータベースに調整したい交絡因子のデータが含まれていなければ，いくら難しい統計手法を使用しても，真の結果を得ることはできません．「そもそも，本当に効果をみたい集団を解析対象にできるのか」という選択バイアスの問題や，アウトカム選択の問題もあります．

例えば，先ほどの論文と同じ「新型コロナウイルスワクチン接種の集団接種効果を調べる」という研究テーマを考えます．もしもこのテーマで，レセプトデータや DPC データを解析しようとした場合はどうでしょうか？　まず，解析対象について考えてみます．どうやってワクチンを接種した人を選ぶのでしょうか？　ワクチンを処方された人は 100% 接種したのでしょうか？　また，接種したのが病院ではなく，集団接種会場であった場合は，データに含まれるでしょうか？　次に，アウトカムをどのように設定するか考えてみましょう．先の論文ではワクチンの有効性を示すアウトカムを 5 つ設定していましたが，「PCR 法陽性の患者」「COVID-19 による症状のある患者」をどのように選んだらよいのでしょうか？　「入院や重症化，死亡が COVID-19 に関連しているかどうか」までわかるでしょうか？　また，調整したい交絡因子の情報は含まれているでしょうか？

臨床試験などの介入研究や，研究がはじまってからデータ収集を開始する計画の前向きコホート研究などでは，最初に研究計画書があり，対象者の選択や収集したいアウトカム，関連する交絡因子など，研究に必要なデータをあらかじめすべて設定したうえでデータ収集を行います．しかし，データベース研究では，収集する項目があらかじめ決まってしまっているため，そ

の制約のなかで研究を行わなければなりません．データベースを利用した研究の場合は，そのデータベースから得られる情報に適した研究計画を練り上げる必要があるのです．ここに，研究者の腕の見せどころがあります．

　現在は多くのデータベースが研究に利用されています．厚生労働省の各種統計調査のように一般利用にオープンとなっているものもあれば，学会などの団体に利用申請が必要なもの，研究班のメンバーとして研究することで利用できるものなど様々です．

　疫学研究というとハードルが高いように思われがちですが，意外と身近に研究テーマが隠れていることを実感していただけたら幸いです．

文献

1) 国立感染症研究所 感染症疫学センター　https://www.niid.go.jp/niid/ja/from-idsc.html（2024年7月25日閲覧）
2) 環境省：子どもの健康と環境に関する全国調査（エコチル調査）　https://www.env.go.jp/chemi/ceh/about/index.html（2024年7月25日閲覧）
3) 自治医科大学地域医療学センター 公衆衛生学部門：川崎病全国調査　https://www.jichi.ac.jp/dph/inprogress/kawasaki/（2024年7月25日閲覧）
4) Dagan N, et al：BNT162b2 mRNA Covid-19 vaccine in a nationwide mass vaccination setting．N Engl J Med 2021；384：1412-1423
5) Kitamura T, et al：Public-access defibrillation and out-of-hospital cardiac arrest in Japan．N Engl J Med 2016；375：1649-1659

参考文献

・日本疫学会（監），磯　博康，他（編）：はじめて学ぶやさしい疫学―日本疫学会標準テキスト　改訂第3版．南江堂，2018
・Rothman KJ（著），矢野栄二，他（監訳）：ロスマンの疫学―科学的思考への誘い 第2版．篠原出版新社，2013

（堤　育代）

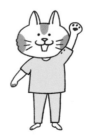

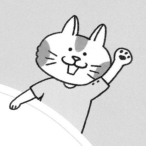

第 3 章
統計は武器だ，賢く使おう

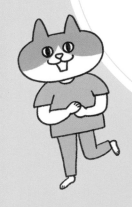
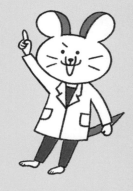

第3章 統計は武器だ，賢く使おう

データのまとめ方

高齢者の高血圧に対する運動療法の効果を調べるための臨床研究を考えています．計測された血圧値（mmHg）をそのまま評価すればいいですか？ それとも目標レベルの収縮期血圧 140 mmHg／拡張期血圧 90 mmHg 未満を維持できているかを評価するほうがいいんでしょうか？

高血圧に対するどのような効果を調べたいかによってどのように評価するかが決まってきます．運動療法開始3か月後に血圧がどれだけ低くなるかを調べたい場合は，運動療法開始3か月後の血圧値をそのまま評価していくことになります．開始後3か月から1か月間，血圧が維持できるかどうかを調べたい場合は，維持できたかできなかったかを評価します．それ以外にも，長期的な効果を調べたい時は，開始後5年間観察したうえで，心血管系イベント発生までの期間を評価することも考えられます．これらは変数の型が異なり，変数の型に応じたデータのまとめ方をしていきます．

変数の型ってどんなものですか？ 変数の型に応じたまとめ方ってどういうものでしょうか？

それでは，具体的にどのようなものがあるかみていきましょう．

評価項目

　臨床研究では対象者の治療への反応を把握するために，疾患の状態，薬剤の投与状況，臨床検査値，有害事象など，治療前から治療後にわたって複数の項目を調査します．そのなかで，治療の結果を評価するために観察，測定するデータが**評価項目**です．評価項目のなかで最も大事なものが主要評価項目です．医薬品規制調和国際会議（ICH）のICH-E9『臨床試験のための統計的原則』では「主要な目的に直結し，臨床的に最も適切で説得力のある証拠を与えうる変数」と定義しています[1]．

　評価項目の設定は研究の目的や位置づけに依存します．はじめてヒトに投与する段階の試験では安全性評価が主目的となり，有害事象の発現などが評価項目となります．探索的な位置づけの研究では，治療の作用を直接的によく反映する評価項目などが設定されます．検証的な段階では，治療目的に対応した評価項目や，長期的な予後の評価項目などが設定されます．

変数の型

　臨床研究で個々の対象者において調査する項目を変数と呼びます．変数は値の性質からいくつかの型に分けることができます．臨床研究において評価項目としてよく用いられる**変数の型**は4つあります（表1）．

　連続データは値が量として計測され，値の大小関係と値の差の大きさや比に意味があります．体重，血糖値，血圧値などが連続データに該当します．

　カウントデータは白血球数，発作回数など数えられるものです．

　分類データのうち2値データは，陽性，陰性や発生あり，発生なしなど2つのいずれ

表1　変数の型と例

変数の型		例
連続データ		体重，血糖値，血圧値
カウントデータ		白血球数，発作回数，出血回数
分類データ	2値	陽性/陰性 発生あり/発生なし
	順序	軽度/中等度/重度 効果判定（完全奏効/部分奏効/安定/進行） modified Rankin Scale（0/1/2/3/4/5/6）
生存時間データ		全生存時間 骨折までの時間 無増悪生存期間 心血管系イベント発生までの期間

かの値をとります．順序がある分類データの例として症状の重症度があり，軽度→中等度→重度の順にだんだんと症状が重くなります．治療効果の判定に用いられる完全奏効（CR），部分奏効（PR），安定（SD），進行（PD）は，進行→安定→部分奏効→完全奏効の順に効果が高くなります．modified Rankin Scale は脳血管障害や神経障害の一般的な機能的アウトカムを評価する尺度で，0（まったく症候がない）→ 1（症候はあっても明らかな障害なし）→ 2（軽度の障害）→ 3（中等度の障害）→ 4（中等度から重度の障害）→ 5（重度の障害）→ 6（死亡）の順に悪くなっていきます．

生存時間データは，着目する事象（イベント）が起こるか起こらないかということと，期間の情報を組み合わせたデータです．イベントの要素と，期間のはじまりと終わりを明確にします．無増悪生存期間を例にあげると，イベントの要素をすべての死亡，再発，増悪，試験治療中止とし，期間のはじまりを治療開始日，期間の終わりをいずれかのイベントが最初に確認された日とします（イベントを起こさなかった人は最終観察日）．

人を対象とする臨床研究では，これらの変数について誰もが同じ値をとるとは限らず，値にばらつきがあります．誤差的なばらつきのあるデータは確率変数（とりうる値の確率が定まっている変数）を用いて表現することで，患者全体である母集団の様子を推測することができます．

データの要約

1. 連続データ

変数の型によってデータのまとめ方，すなわち**要約統計量**が変わります．連続データのまとめ方を，22 人の血糖値の変化量で確認していきましょう．22 人の値は −5，1，3，6，8，9，11，11，13，15，17，17，18，18，19，22，24，25，25，27，28，34（mg/dL）であり，これをヒストグラムに表したものを**図1**に示します．

最小値は −5 mg/dL で最大値は 34 mg/dL です．中央値はデータを大きさの順に並べてちょうど真ん中の人の値のことで，このデータでは 17 mg/dL です．小さいほうから 25％目の人の値を 25％点，75％目の人の値を 75％点とよび，この 2 つを四分位点といいます．このデータでは 25％点は 9 mg/dL，75％点は 24 mg/dL になります．

また，平均値は 16 mg/dL であり，中央値より少し小さいです．**標準偏差（SD）**はデータのばらつきを表す指標であり，以下の式で計算できます．

$$標準偏差（SD）= \sqrt{\frac{（個々の値 − 全体の平均値）^2 の和}{対象者数 − 1}}$$

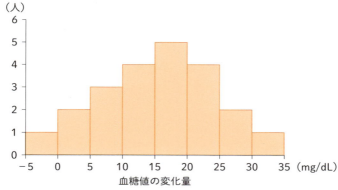

図1　血糖値の変化量のヒストグラム

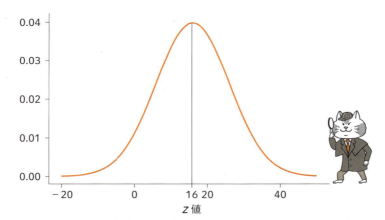

図2　平均16，標準偏差10の正規分布

　このデータでは標準偏差は10 mg/dL です．
　平均値，標準偏差，最大値，中央値，最小値，四分位点など，これらの数値で臨床研究の参加者の様子を表現することができます．

　図2 は平均16，標準偏差10の**正規分布**のグラフです．この形は図1の分布にやや近い形をしていることがわかります．正規分布は平均 μ と標準偏差 σ で形が決まる確率分布を表す関数であり，ベル型をしています．正規分布では $\mu \pm \sigma$ の範囲に68%のデータが，$\mu \pm 2\sigma$ の範囲に95%のデータが含まれます．グラフは示されていなくても，平均と標準偏差があればおおよそのデータの様子を予想することができます．また，2つの群の連続データを比べる場合，各群の平均値の差は効果の大きさを表す指標になります．

変数が正規分布に従っていない場合，平均と標準偏差でデータを要約するのは適切ではありません．なぜなら，平均と標準偏差から予想する正規分布では，対象集団のデータの様子を表すことができないからです〔第7章-A．得られたデータから結果をまとめる（p. 148）参照〕．このような場合は，中央値，四分位点，最小値，最大値でデータを要約しましょう．

　カウントデータの場合も同様の要約統計量でまとめることが可能ですが，変数の分布をよく確認してから要約するようにしましょう．カウントされるデータが少ない場合は分類データとしてまとめるのが適していることもあります．

2. 分類データ

　分類データは度数と割合で表現します．2群で分類データのカテゴリー数がnの場合は2×n分割表で示します．例えば，運動療法ありの群と運動療法なしの群でイベント発生を評価する場合，表2のような分割表ができます．イベント発生割合は運動療法ありの群では10.2%（10/98），運動療法なしの群では18.6%（19/102）です．

　2群の場合，効果の大きさを表す次の指標があります．指標の計算は表3の記号を用いて表しました．

$$\text{リスク比（RR）} = \frac{\frac{a}{a+b}}{\frac{c}{c+d}}$$

$$\text{リスク差（RD）} = \frac{c}{c+d} - \frac{a}{a+b}$$

$$\text{オッズ比（OR）} = \frac{\frac{a}{b}}{\frac{c}{d}} = \frac{ad}{bc}$$

$$\text{治療必要数（NNT）} = \frac{1}{\text{RD}} = \frac{1}{\frac{c}{c+d} - \frac{a}{a+b}}$$

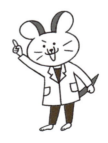

　リスク比はイベント発生割合が何倍増加するかを表しており，表2の例ではRR＝0.55となり，運動療法はイベント発生を0.55倍に減少させることを意味しています．リスク差はイベント発生割合が何%減少するかを表しており，表2の例ではRD＝0.08となり，運動療法は8%イベント発生を減らすと解釈できます．オッズ比はOR＝0.50であり，運動療法ありのオッズは運動療法なしのオッズの0.5倍という意味になりま

A データのまとめ方

表2 運動療法とイベントの発生

	イベントあり (%)	イベントなし (%)	合計
運動療法あり	10 (10.2)	88 (89.8)	98
運動療法なし	19 (18.6)	83 (81.4)	102

表3 2群の場合の2×2分割表

	イベントあり	イベントなし
治療A	a	b
治療B	c	d

す．直感的にとらえにくいですが，発生頻度の低い事象ではオッズ比はリスク比のよい近似になります．治療必要数は対照治療または自然経過に加えて，その治療の1人の効果を観察するためには，何人にその治療を用いる必要があるか，という指標になります．表2の例では NNT = 12 となり，12人治療を行うと1人運動療法の効果が観察できるという意味になり，解釈しやすくなります．

3. 生存時間データ

治療法Aと治療法Bのイベント（死亡）発生までの時間について，治療開始後のKaplan-Meier曲線を図3に示しました．

図3のX軸が時間（年），Y軸が生存割合で，A群とB群それぞれの生存曲線が描かれています．グラフの下には，その時点の直前でイベントを起こす可能性のある人数（リスク人数）が表示されています．開始時点でA群，B群ともに20人が研究に参加し，生存割合は1.0です．1年でA群に1人イベントが起こったので生存割合が0.95（1-1/20）となります．その後2年で1人連絡不能となり，追跡ができないためその時点で打ち切りとなります．縦の小さな線は打ち切りを表します．その後2.5年でも打ち切りがあり，3年のリスク人数はA群17人です．3年でイベントが起こり，生存割合は0.89〔(1-1/20)×(1-1/17)〕となります．このようにして時点ごとに変わる生存割合をつないだものが Kaplan-Meier 曲線です．

グラフから指定した時点の生存割合を読み取ることができます．3年の時点でのB群の生存割合は0.79です．また，生存割合が50%になる時点のことを生存時間中央値とよび，A群では5.5年，B群では7年です．

時点が変わると1-生存割合である死亡割合も変わります．時点と時点の間隔を非常

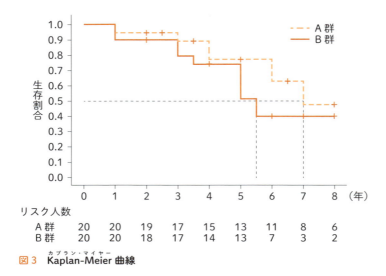

図3 Kaplan-Meier 曲線

に短くして瞬間で変わる死亡率をハザードと呼びます．ハザードも時間とともに変化しますが，A群とB群のハザードの比は時間とともに変わらないという仮定をおいて，ハザード比を効果の大きさを表す指標としてとらえることができます．

2つの変数の関係

相関係数は2つの変数の直線的な関係を表す尺度で-1から1の間の値をとります．0は無相関，1に近づくほど一方が増えれば他方も増える正の相関があり，-1に近づくほど一方が増えれば他方が減る負の相関があります．正規分布を前提とした連続データXとYの関係を調べる場合は，Pearsonの積率相関係数を用いることができます．

Pearsonの積率相関係数$(r) = \dfrac{s_{xy}}{s_x s_y}$

s_x：Xの標準偏差，s_y：Yの標準偏差，s_{xy}：XとYの共分散

共分散 $= \dfrac{（Xの個々の値 - Xの平均値）\times（Yの個々の値 - Yの平均値）の和}{データ数}$

相関係数の例を図4に示します．aとbの相関係数はいずれも0.85ですが，bの右上の1点が離れています．この1点を除くと相関係数は0.43であり，直線的な関係は弱くなります（c）．また，dのような二次曲線の場合も相関係数は適していません．相関係数だけではなく散布図を確認して2つの変数の関係性を把握するようにしましょう．

A データのまとめ方

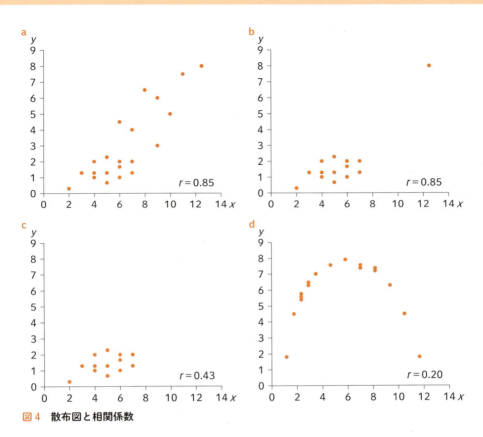

図4 散布図と相関係数

また，正規分布を前提としない場合には，順位に変換したデータから計算するSpearmanの順位相関係数や，Kendallの順位相関係数を利用することができます．

文献

1) 厚生省医薬安全局審査管理課長：「臨床試験のための統計的原則」について（医薬審第1047号，平成10年11月30日）　https://www.pmda.go.jp/files/000156112.pdf（2024年6月25日閲覧）

（嘉田晃子）

B 統計的推測ってどういうこと？

糖尿病の患者さんに対して薬物療法に運動療法を組み合わせた効果を調べるための臨床研究を考えています．薬物療法のみを対照群，評価項目を血糖値として，統計的に効果があると示すにはどうすればいいんでしょうか？

統計的に効果があることを示すには仮説検定と推定を用います．仮説検定では効果があるかどうかを P 値と呼ばれる確率を使って判断し，推定では効果の大きさを示していきます．

仮説検定と推定って具体的にどのようにするんでしょうか？

それでは実際にみていきましょう．

仮説検定とは

　治療 A と治療 B の効果を比較する臨床研究を考えます．**仮説検定**の流れは，まず 2 つの治療効果に差がないという仮説を立てます．これを**帰無仮説**と呼びます．次に 2 つの治療効果に差があるという仮説を立てます．これを**対立仮説**と呼びます．対立仮説が明らかにしたい仮説になります．

　データにバイアスがなく帰無仮説が正しい場合に，同じような研究を何度もくり返す

と検定統計量がどのような分布になるかがわかっていますので，その分布に基づき，観察データから計算した検定統計量と同じかより極端になる確率（P値）を計算します．P値が事前に定めた基準（これを**有意水準**とよび，臨床試験では通常5%が用いられます）より小さければ，帰無仮説が間違っていたとして棄却します．つまり，帰無仮説を棄却することによってのみ，対立仮説が正しことを明らかにするという方針です．まわりくどいですが，仮説検定では正面から差があるということを証明することはできません．また，P値が事前に定めた基準より大きければ帰無仮説を棄却できず，差があるとはいえないことになります．しかし，この場合，2つの治療効果に差がないと結論づけることは誤りです．

連続データの例

　血糖値の改善に対する治療Aと治療Bのランダム化比較試験のデザインを考えます．それぞれの群の人数は20人で，評価項目を血糖値の変化とします．帰無仮説は「血糖値の変化に群間差はない」，対立仮説は「血糖値の変化に群間差はある」です．有意水準を両側5%とします．両側5%は上側と下側に2.5%ずつと考えます．帰無仮説が正しいならば，研究をくり返すと血糖値の変化の群間差が0の場合が多くなり，0のまわりに少し値がばらつくことが予想されます．この場合の検定統計量 t は（推定値－真の値）/標準誤差となり，これが自由度38の t 分布に従うことを利用します．この自由度は対象者数－群の数で計算します．自由度38の t 分布を図1に示します．t 分布は確率分

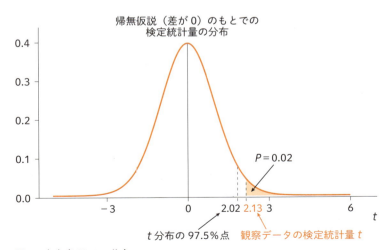

図1　自由度38の t 分布

布を表す関数であり，曲線の下の面積が1になります．観測データから計算した検定統計量が 2.13 であった時，t 分布の 97.5％点より大きく，図1の曲線の下のオレンジ色の部分の面積は 0.02 となり，これが t 検定の P 値になります．この値はあらかじめ定めていた有意水準より小さいので，血糖値の変化には群間差があると判断します．

P 値の解釈

医学研究においては，長年にわたり，仮説検定を用いて統計的有意性が評価されてきましたが，P 値の誤用と誤解が広がっているため，米国統計協会は 2016 年に『統計的有意性と P 値に関する声明』を公表し，そのなかで次の6つの原則を示しました[1] [2]．

① P 値は，データと特定の統計モデルが矛盾する程度をしめす指標の1つである
② P 値は，調べている仮説が正しい確率や，データが偶然のみでえられた確率を測るものではない
③ 科学的な結論や，ビジネス，政策における決定は，P 値がある値（有意水準）を超えたかどうかのみに基づくべきではない
④ 適正な推測のためには，すべてを報告する透明性が必要である
⑤ P 値や統計的有意性は，効果の大きさや結果の重要性を意味しない
⑥ P 値は，それだけでは統計モデルや仮説に関するエビデンスの，よい指標とはならない

臨床研究において科学的な推論を行う時には，検定結果だけでなく，研究デザイン，研究データの品質，これまでのエビデンス，仮説の妥当性など，様々な背景情報を利用することが大切です．また，複数の検定を行っているのに都合のよい結果だけを報告すると，有意な結果が誤ってたくさん報告されることになるので，避けるべきです．そして，P 値だけで判断せずに，効果の大きさを評価し，どれくらい意義があることなのかを解釈するようにしましょう．

変数の型と解析方法の対応

変数の型に応じた確率変数の表現により，それぞれ対応する解析方法があります．1つの群のなかで対応のあるデータを比較する場合と，独立した2つの群を比較する場合において，評価項目に用いられる変数の型と対応する検定方法の例を表1に示します．
1つの群のなかで対応のあるデータとは，例えば，1人の同じ評価項目の治療前後のデータがある場合，1人の左目と右目のデータがある場合，1人に対して検査法Aと検査法Bで測定した場合などです．このデータが対応していることを，検定統計量を構成する時に取り入れます．

表1　変数の型と解析方法の対応の代表的な例

変数の型 \ 群の数	1（データに対応がある）	2（データに対応がない）
連続データ	対応のある t 検定	t 検定
分類データ（2値）	McNemar 検定	Fisher の正確検定, χ^2 検定
分類データ（順序）	Wilcoxon の符号付順位和検定	Wilcoxon の順位和検定
生存時間データ	―	log-rank 検定

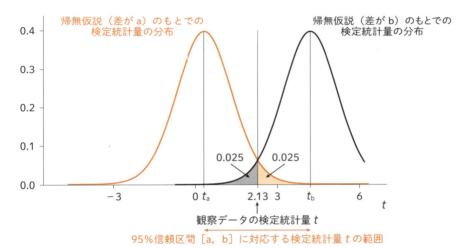

図2　信頼区間と帰無仮説

推定とは

　対象集団における効果の本当の大きさは観察できないので，**推定**していくことになります．推定には1つの値で示す点推定と，範囲で示す区間推定があります．区間推定ではばらつきを利用します．95％**信頼区間**とは，同じような試験を100回行うと95回は真値が含まれることが保証されている区間です．

　2つの群の連続データを比較する場合を例にとって，信頼区間を確認しましょう．**図1**で用いた血糖値の改善に対する治療Aと治療Bのランダム化比較試験の例で，平均値の差を効果の大きさとし，その信頼区間を考えます．**図1**は差が0の帰無仮説でしたが，帰無仮説では差を0以外に設定することも可能です．帰無仮説を変えた場合の検定統計量の分布を**図2**に示します．帰無仮説で差を0から大きくしていくと，差がaの

帰無仮説の時にちょうど P 値が 0.025 になります．さらに差が大きい帰無仮説の場合では P 値は 0.025 より大きくなりますが，検定統計量 t が 2.13 を超えると P 値は小さくなります．そして差が b の帰無仮説の時に P 値が 0.025 となります．つまり，差が a から b までは観察されたデータと矛盾しない帰無仮説となり，検定で棄却されない真値がある範囲となります．この a から b までの区間が 95% **信頼区間**であり，同じような研究を 100 回行うと 95 回は真値が含まれることが保証されることになります．

実際には 95% 信頼区間は次の式で計算することができます．

$$m_A - m_B \pm t_{0.975}(n_A + n_B - 2) \times \sqrt{\frac{(n_A-1) \times S_A^2 + (n_B-1) \times S_B^2}{(n_A + n_B - 2)} \times \left(\frac{1}{n_A} + \frac{1}{n_B}\right)}$$

ここで，n_A，n_B は A 群と B 群の人数，m_A，m_B は A 群と B 群の平均値，S_A，S_B は A 群と B 群の標準偏差，$t_{0.975}(n_A + n_B - 2)$ は自由度 $n_A + n_B - 2$ の t 分布の 97.5% 点を表します．

回帰分析

1. 回帰モデルの利用

相関係数では 2 つの変数の関係に向きはありませんでしたが，**回帰分析**のモデルでは，結果変数 Y は説明変数 X_1, ……, X_k で表現されるという方向があるため，因果関係を評価する場合に用いることができます．説明変数が 1 つの場合を**単回帰**，複数ある場合を**重回帰**，または**多変量回帰**と呼びます．

連続データの場合，例えば，図 3 のように結果変数 Y，説明変数 X が分布している状況で，Y を X で説明する**線形回帰モデル**：$Y = \alpha + \beta X + \varepsilon$ を考えます．切片である α と傾きである**回帰係数** β を最小 2 乗法という方法で推定していきます．ε は誤差です．直線と各点の距離の 2 乗の合計が最小となるような線を求めるイメージです．推定された回帰係数 β が大きい場合にその説明変数は結果変数に影響がある，と解釈します．

観察研究では様々なバイアスをデザインで制御できませんが〔第 3 章-C．バイアスとその対処法（p. 74）参照〕，少しでもバイアスを減らして評価する工夫として，回帰モデルを利用することがあります．その際，説明変数 X_1, ……, X_k は既存研究において結果に影響があると考えられる変数や，臨床的な観点からよく吟味して設定するようにしましょう．また，説明変数間の相関が高すぎないこと，説明変数は原因と結果の間にある中間変数ではないこと，残差（直線と各点の距離）の分布が正規分布に従うことなども確認が必要な点です．

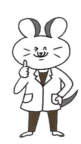

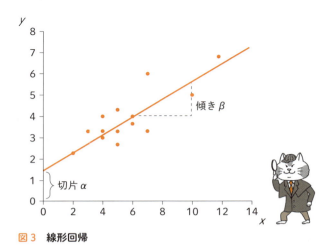

図3　線形回帰

　回帰モデルでは，多くの説明変数を入れるほどデータに対する説明能力が過剰になってしまい，あてはまりがよすぎてそのデータにしか用いることができなくなります．臨床研究では広い患者全体について推測したいので，この状況は好ましくありません．多くの説明変数を評価したいのであれば，多くの対象者のデータが必要になります．例えば，結果変数が2値データ（イベントあり・なし）の場合は1変数に対してイベントあり・なしのうち少ないほうのデータが10以上，生存時間データの場合は1変数に対して10イベント以上のデータが目安となります．生存時間データの場合に5つの変数を評価したいのであれば，50イベント以上のデータが目安となります．

2. 変数の型と回帰モデル

　回帰モデルも評価項目に用いられる変数の型に応じて変わります．連続データの線形回帰モデルは結果変数Yがそのまま説明変数Xで説明されるモデルでしたが，2値データの**ロジスティック回帰モデル**は，Yの発生割合をPとしたときのP/(1−P)の対数変換が説明変数Xで説明されるモデルです．変数の型と代表的なモデルを表2に示します．

　また，結果変数が経時的に複数回測定される場合は，くり返し測定しているということを考慮する必要がでてきます．その場合は，同じ対象者のデータであるということを変量効果としてモデルに含める方法があります．

表2 回帰分析の代表的なモデル

変数の型	代表的なモデル
連続データ	線形回帰モデル
カウントデータ	Poisson 回帰モデル
分類データ（2値）	ロジスティック回帰モデル
分類データ（順序）	順序ロジスティック回帰モデル
生存時間データ	Cox 比例ハザードモデル

サンプルサイズ設定

1. 仮説検定に基づく場合

臨床研究では，研究計画時にその研究で何人必要かという**サンプルサイズ**をあらかじめ設定します．その時に，2つの過誤を考えます．**第1種の過誤**αとは，差がないのに差があるといってしまう確率です．**第2種の過誤**βとは，仮説が正しい場合に正しいことを見逃す確率です．$1-\beta$は，対立仮説が正しい場合に，指定した仮定（対象者数，効果の大きさとばらつき，α）で行った検定が正しく帰無仮説を棄却する確率となり，検出力と呼びます．臨床研究では，この2つの過誤とも小さいことが望ましいです．医薬品の承認申請では，αは両側 0.05（片側 0.025）が，βは 0.20 未満が通常用いられます．

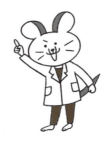

Column 検定の多重性

検定を何度もくり返すと第1種の過誤αが増大していく現象のことを**検定の多重性**といいます．有意水準5%の検定を繰り返し，複数の帰無仮説がすべて正しい場合に，1つの帰無仮説が誤って有意になる確率は $1-(1-0.05)^n$ で計算できます．2回では 0.098，10回では 0.401，30回では 0.785 まで大きくなってしまいます．複数の評価項目のなかで少なくとも1つの評価項目で有効性を示したい場合や，3つ以上の群のうち，どこかの群どうしの間に違いを見出したい場合では，αが大きくならないように多重性を調整する方法をとります．

2. 連続データの場合

　ランダム化比較試験で主要評価項目の変数の型が連続データの場合のサンプルサイズ設定を考えます．帰無仮説は主要評価項目に群間で差がないこと，対立仮説は主要評価項目に群間で差があることです．各群の対象者数を n とし，群間の差を Δ，2つの群共通の標準偏差を σ とします．帰無仮説が正しい場合，検定統計量は平均0，標準偏差 $\frac{\sqrt{2}\sigma}{\sqrt{n}}$ の正規分布に従います（図4の左側の分布）．ここで第1種の過誤 α を0.05に設定するということは，左右それぞれのオレンジ色の面積が0.025であり，右側のオレンジ色の面積を決める X 軸上の位置は標準正規分布の97.5%点（$Z_{1-\frac{\alpha}{2}} = 1.96$）を用いて $1.96 \times \frac{\sqrt{2}\sigma}{\sqrt{n}}$ です．一方，対立仮説が正しい場合，検定統計量の分布は平均 Δ，標準偏差 $\frac{\sqrt{2}\sigma}{\sqrt{n}}$ の正規分布に従います（図4の右側の分布）．ここで第2種の過誤 β を0.20に設定するということは，灰色の面積が0.20であり，灰色の面積を決める X 軸上の位置は標準正規分布の80%点（$Z_{1-\beta} = 0.84$）を用いて $0.84 \times \frac{\sqrt{2}\sigma}{\sqrt{n}}$ だけ Δ から離れます．2つの距離を足しあわせると，$\Delta = 1.96 \times \frac{\sqrt{2}\sigma}{\sqrt{n}} + 0.84 \times \frac{\sqrt{2}\sigma}{\sqrt{n}}$ であり，これを変形すると，$n = \frac{2(1.96 + 0.84)^2}{(\Delta/\sigma)^2}$ となり，1群のサンプルサイズが計算できます．

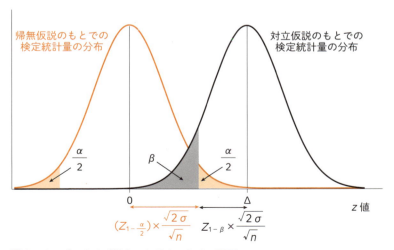

図4　サンプルサイズ設定における α と β の関係

連続データの例（p. 65）のランダム化比較試験において，群間差（Δ）を 6 mg/dL，ばらつき（σ）を 10 mg/dL と仮定し，両側有意水準 α = 0.05，検出力 0.80（β = 0.20）と設定した場合，計算式から 1 群のサンプルサイズは 44 人，両群あわせると 88 人になります．

3. サンプルサイズ設定の 4 つの要素

サンプルサイズ設定に必要な 4 つの要素は，主要評価項目における効果の大きさ，ばらつきの情報，**有意水準（α）**，**検出力（1－β）**です．効果が大きいと対象者数は少なくなり，ばらつきが大きいと対象者数は多くなります．

連続データの例のランダム化比較試験の設定で効果の大きさとばらつきのみを変化させた場合のサンプルサイズを表 3 に示しました．効果の大きさが 1/2 倍になると，対象者数は 4 倍になります．ばらつきが 2 倍になっても対象者数は 4 倍になります．

他の変数の型でもサンプルサイズ設定の考え方は同じであり，4 つの要素を指定し，それぞれの変数の型に応じた検定統計量を用いることでサンプルサイズが計算できます．ただし，2 値データの場合はばらつきの情報が発生割合を用いて計算できるので不要となり，生存時間データの場合は観察期間や登録期間の情報も用います．

4. サンプルサイズ設定で考慮すべきこと

サンプルサイズ設定ではコスト（費用，時間，労力）の面と倫理的な面を考える必要があります．研究対象者があまりにも少ない研究は，重要な差が生じた時に偶然の変動と区別できないため，費用も時間も労力も無駄遣いになります．そして，臨床研究の過程で起きうるリスクに患者さんを不当にさらすことになります．一方，研究対象者が多すぎる研究では，消費される資源が必要以上に増えます．そして，少ない患者さんで証明することができるのに，必要以上の患者さ

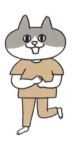

表 3　サンプルサイズの変化

効果の大きさ（Δ） （mg/dL）	ばらつき（σ） （mg/dL）	1 群の対象者数 （人）
6	10	44
6	20	175
3	10	175
3	20	698

んを劣った治療にさらしてしまうことにもなります．このようなことにならないよう計画時に十分検討し，実現できる最適なサンプルサイズを設定しましょう．

5. 仮説検定以外の場合

　ここまでは仮説検定におけるサンプルサイズ設定を説明してきましたが，その他に精度に基づく方法があります．この方法では，推定値の精度，すなわち信頼区間の幅をある大きさ以内に抑えるような対象者数を求めていきます．評価項目の情報を一定の精度で得たい場合に用います．

文 献

1) Wasserstein RL, et al：The ASA statement on *p*-values：context, process, and purpose. Am Stat 2016；70：129-133
2) 日本計量生物学会：統計的有意性と P 値に関する ASA 声明　https://www.biometrics.gr.jp/news/all/ASA.pdf（2024 年 7 月 1 日閲覧）

（嘉田晃子）

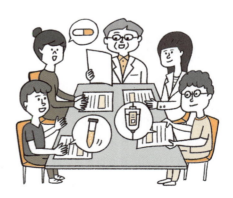

C バイアスとその対処法

先生，研究計画書を書いてみたので内容を確認してほしいです．

どれどれ……．後ろ向き観察研究として実施する予定なのですね．でも，この対象集団であれば組み入れられる患者さんは多いように思います．登録期間がそれほど長くなければ，後ろ向きよりもバイアスが減らせる前向きの観察研究で実施したほうがいいかもしれません．

バイアスってよく聞きますけど，よくわからないので詳しく教えてください．

わかりました．それでは，バイアスとその対処法についてみていきましょう．

誤差の分類とバイアス

臨床研究でデータを収集する時に様々な要因で**誤差**が生じます．誤差は誤った研究結果を導き出す原因になりますが，完全になくすことはできません．

誤差は，**偶然誤差とバイアス（系統的誤差）**の2つに大別することができます（図1）．偶然誤差は，確率的に発生する誤差のことをいい，研究の対象全体からなる母集団から得られる真の値と推定値に偏った差は認められません．しかし，バイアスは真の値から偏ったずれがあり，真実と異なる結果や結論を導く可能性があります（図2）．偶

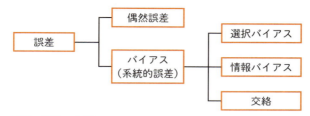

図1　誤差の分類

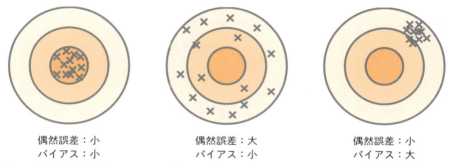

偶然誤差：小
バイアス：小

偶然誤差：大
バイアス：小

偶然誤差：小
バイアス：大

図2　偶然誤差とバイアスのイメージ

然誤差に対しては研究の対象者や測定回数を増やすことで，研究データの推定値は真の値に近くなりますが，バイアスに対しては対象者や測定回数を増やしても推定値が真の値に近くなることはありません．

バイアスの種類

　バイアスは，細かく分類すると数十種類以上にもなるといわれています．本書では代表的なものとして「選択バイアス」「情報バイアス」「交絡」の3つに分類します（図1）．

1．選択バイアス

　選択バイアスは，臨床研究で得られた結果を適用したい集団（母集団）と臨床研究の解析対象となった集団の違いによって生まれるものです．臨床研究も，国勢調査のように母集団の全員を調査の対象として実施することが理想ですが，実現することは不可能です．そのため，研究に参加する医療機関に通院する患者さんのなかから適格基準を満

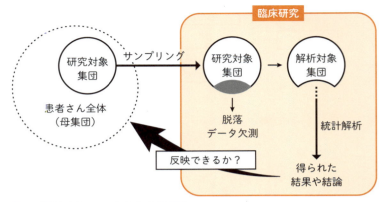

図3 選択バイアスにかかわる模式図

たす方を組み入れて研究を実施することになります（サンプリング）．例えば，研究を実施する医療機関が病床数の多い病院であれば重症な患者さんの割合が大きく，クリニックであれば軽症な患者さんの割合が大きくなることが予測されます．また，研究の参加者については，評価上の問題や安全性・倫理的な観点から除外基準を設定します．しかし，除外基準をあまりにも厳しくすると，母集団には含まれているのに研究で評価されない属性の集団が生まれます．また，研究参加後の脱落やデータ欠損にも気をつける必要があります．研究を完遂して統計解析の対象となる患者集団が，研究の対象者となった集団と異なることでも，選択バイアスが起こる可能性があります．これらの要因があわさると，統計解析で得られた結果や結論が母集団に反映できない状況になってしまいます（図3）．

2. 情報バイアス

情報バイアスは，観察バイアス，あるいは測定バイアスとも呼ばれます．「曝露，疾病あるいはアウトカムの測定に欠陥があることで，比較するグループ間で情報の質が異なってしまうこと」と定義されます．データ収集時の測定の仕方に問題があるため，正しい情報が得られない状況で生じるバイアスのことです．

例えば，飲酒歴や喫煙歴を聞かれた時に少なめに報告してしまうことや，難病を抱えた子をもつ母親のほうがそうでない母親よりも子の過去のエピソードを詳細に記憶していること，聞き取り調査の時に質問者が先入観をもっていると回答を無意識に誘導すること，など多くの状況が考えられます．

3. 交絡

2つのグループ間でアウトカムが異なっていることが，原因（介入や曝露）の違いによるものなのか，原因とは別の因子の違いによるものなのかが区別できない状態を**交絡**と呼びます．次の3つの性質をあわせもつ因子が交絡因子の候補になります．

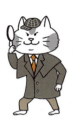

> **Topics**
>
> ## Estimand
>
> 　臨床研究は，ヒトを対象に実施していることもあり，介入の中止や死亡のような，アウトカムに関連するデータの欠測やデータの解釈に影響する事象（中間事象）が起こります．中間事象が生じた臨床研究の推論は，その中間事象により大きな影響を受けている可能性があります．
>
> 　このような問題に対応するために医薬品規制調和国際会議（ICH）では『臨床試験のための統計的原則』の補遺〔ICH E9（R1）〕が検討され，2019年12月に最終合意（英文のみ）されました．そして，日本では2024年6月に厚生労働省から通知が発出されました[1]．この補遺では，主にestimandと感度解析について焦点が当てられています．estimandとは，「試験において"何を推測したいのか"の定義」のことです．estimandの例としては「ランダム化されたすべての被験者でのアウトカムの改善（の差）」「すべての被験者が治療を遵守したとみなした場合のアウトカムの改善（の差）」「治療を遵守した期間でのアウトカム（の差）」などがあげられます．研究計画書を作成する段階でestimandを明確にすることが重要です．また，データの欠測が発生するメカニズムをもとに統計モデルを構築し，estimandに対応する統計解析を実施しますが，欠測が発生するメカニズムに異なるモデルを仮定し，それぞれのモデルから得られる統計解析結果を比較検討することを感度分析と呼びます．感度分析によって検討した複数の結果が一貫して試験薬が対照薬より優れていたことを示すものであれば，その結論は強固なものになると考えられます．
>
> **文献**
> 1) 厚生労働省医薬局医薬品審査管理課長：「臨床試験のための統計的原則」の補遺について（医薬薬審発0620第1号，令和6年6月20日）　https://www.mhlw.go.jp/web/t_doc?dataId=00tc8590&dataType=1（2024年11月5日閲覧）

① 原因（介入や曝露）に関連する
② アウトカムに関連する
③ 原因とアウトカムの中間因子ではない

　例えば，自施設の糖尿病患者を対象に，安価で古くからある薬剤Aと新しくて効果が高い薬剤Bを投与開始3か月後のHbA1cを指標として比較する観察研究を行ったと想定します．薬剤投与開始前の糖尿病重症度が軽度の患者さんが薬剤Aを処方され，重症の患者さんは全員が薬剤Bを処方されたとします．また，薬剤投与開始前の糖尿病重症度が高ければ投与開始3か月後のHbA1cも高くなることが予想できます．この

Topics

有向非巡回グラフ（DAG）

　疫学研究や観察研究において注目度が高まっているツールに，**有向非巡回グラフ（DAG）**があります．多くの場合はDAGと書いて「ダグ」と呼びます．臨床研究で関心のある原因と結果を含む変数をノード（節）として描き，原因のノードから結果のノードへと矢印でつなぎます．この時，矢印は巡り巡ってもとのノードに戻ってはいけません．このように描いたDAGをみることで，どの変数を臨床研究で収集して統計解析時に調整すれば交絡を避けることができるかがわかるようになります．DAGを利用することで研究実施グループでの認識を整理して統一することができます．また，DAGは論文の図として含められることも増えてきており，論文投稿時の査読者や掲載後の読者とのコミュニケーションツールとしての役割を果たしています．

　上の本文で挙げた例をDAGで示すと以下のようになります．

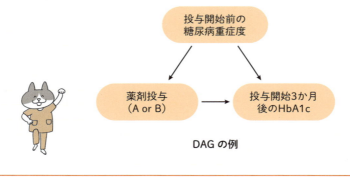

DAGの例

ような場合では「薬剤A」と「薬剤B」を比較するはずが、「軽症で薬剤A」と「重症で薬剤B」の比較になってしまいます。この例では薬剤投与開始前の糖尿病重症度が交絡因子になります。

バイアスの対処法

　バイアスのうち交絡に関しては、統計解析を実施する時に層別化や多変量解析、傾向スコアを利用することで、バイアスを補正した推定を行うことができます。ただし、そのような解析を実施するためには交絡因子のデータをすべて収集しておく必要があります。そして、選択バイアスや情報バイアスは統計解析では対処できないことに注意しなければなりません（表）。研究計画を立てる際に、想定されるバイアスとそれを軽減するための方策を検討しておく必要があります。

　介入試験で用いられるランダム化は、割り付けられた各群の研究対象者の背景情報が均一になるように揃えてくれます。均一になるのは、測定される背景情報だけでなく、その研究では測定されない因子やまだ知られていないアウトカムに影響を及ぼす因子も含めたすべての背景情報です。交絡の1つ目の条件である「原因（介入や曝露）に関連する」を、すべての背景情報に関して除外してくれます。一方で、多変量解析や傾向スコアを使って交絡に対処することができますが、あくまで研究で取得されたデータしか調整することができません。そのため、ランダム化は交絡に対処する最良の方法であるといえます。

　また、盲検化によって研究対象者がどの群に割り付けられているかわからない状態にする方法があります。これによって本人や評価者が群分け（例えば、新規治療群と標準治療群）を知っていることで生じる情報バイアスを防ぐことができます。たとえ盲検化を実施できなくても、評価項目として客観的な検査値を採用したり、患者さんがどの群に割り付けられているか知らない人が評価を行うこと（これを PROBE 法といいます）で情報バイアスを減らすことができます。

　観察研究では、後ろ向き研究は前向き研究に比べてデータ欠測の割合が増えて情報バイアスが生じやすくなります。ケースコントロール研究では、一般的にコントロールの患者さんのほうがケースの患者さんに比べて曝露について報告しないことが多いといわ

表　バイアスの種類と対処法

対処法	選択バイアス	情報バイアス	交絡
研究計画（デザイン）の工夫	○	○	○
統計解析	×	×	○

○：対応可能，×：対応不可能

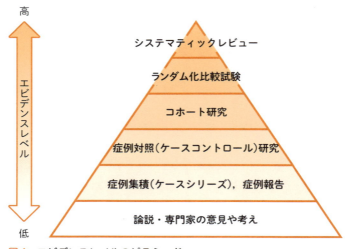

図4　エビデンスレベルのピラミッド

れており，情報バイアスが生じる可能性が高くなります．何かしらの症状があった人はその原因をいろいろ考えるので，症状のなかった人よりも症状と関連づけて曝露のことを記憶にとどめる可能性が高いことがあります．

　その他にも，単一施設で実施するよりも地域や規模が異なる多くの施設が参加する臨床研究のほうが，選択バイアスを減らすことができます．一方で，多施設共同で臨床研究を実施する場合には関係者が多くなるため，評価にブレが生じてしまう可能性が出てきます．これに対処するためには，誰が評価を実施しても違いが出ないように，研究計画書で評価の方法を明確に示す必要があります．また，その研究において特に重要な評価項目が検査値や画像評価の場合には，1か所に検体や画像データを集めて同一測定機関あるいは同一評価者が一貫して測定や評価を行うことで，その品質を一定に保つ手順をとることもあります．さらに，画像評価の場合は，複数人のエキスパートが各々評価を行い，評価結果が異なる場合には合議によって最終確定する手順をとることで，正確な評価結果が得られるような工夫がなされます．

　このように，研究デザインによってバイアスを軽減することができ，臨床研究の結果の説得力が増すことになります．臨床研究の結果の強さを表すエビデンスレベル（図4）は，バイアスを軽減するデザインが研究計画に取り入れられているかという点と強く関連していることがわかります．

（橋本大哉）

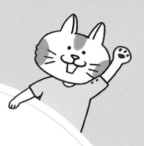

第 **4** 章

研究計画書を作成しよう

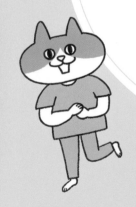

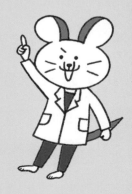

第4章 研究計画書を作成しよう

A 研究計画書はどうつくるの？

臨床研究を行いたいんですが，まず研究計画書を作成しなければならないと聞きました．研究計画書とはどういうものなんでしょうか？

研究計画書（プロトコル）は，臨床研究の背景，根拠，目的，研究デザイン，方法論，統計的考慮事項，および組織体制について記載した文書です．臨床研究の実施に先立ち，研究にかかわるすべての人が共通認識にたてるよう，あらかじめ研究計画書を作成し，倫理審査委員会の承認を得て開始する必要があります．

どう作成したら承認してもらえるんでしょうか？　難しそうです．

そう感じてしまいますよね．でも，研究計画書に記載するのは，実際に研究を行う際にあらかじめ決めておかなければならないことばかりです．研究計画書がどんなものなのか，全体像と各セクションについてみていきましょう．

研究計画書とは

1. EBM

患者さんの病気を正確に診断し，適切な治療を行うことは，臨床医学の重要な使命です．その使命を遂行するためには，根拠に基づく医療（**evidence-based medicine：EBM**）

の考え方が必要です．EBM は 1990 年代初頭に David Sackett らによって提唱された概念で，以下のように定義されています[1]．

"Evidence-based medicine is the conscientious, explicit and judicious use of current best evidence in making decisions about the care of individual patients".

筆者による訳：根拠に基づく医療（EBM）とは，患者 1 人 1 人の診療に関する意思決定を行う場面において，その時点で利用可能な最良の科学的根拠（エビデンス）を十分に吟味し，系統立てて考え，慎重に利用することを指す．

臨床医学の質を向上させるためには，有効性や安全性に関する正確な結論を導き出し，それを社会に発信し活用してもらうことが不可欠です．発信されたエビデンスは医療現場での意思決定に利用されるため，その内容は高品質であることが求められます．高品質なエビデンスを創出するためには，科学的に適正であり，倫理的にも問題のない研究計画書に基づいて臨床研究を実施する必要があります．すなわち，研究計画書がしっかりとしたものでなければ，得られるエビデンスの信頼性も低くなり，医療の質を向上させることができません．そのため，研究計画書の作成は，エビデンスの質を担保するうえで極めて重要なプロセスとなります．

2. クリニカルクエスチョンとリサーチクエスチョン

臨床現場で感じる漠然とした疑問（クリニカルクエスチョン）は，研究計画立案の第一歩です．クリニカルクエスチョンはしばしば抽象的なため，その内容を吟味し，具体的かつ研究で解決可能なリサーチクエスチョンに落とし込む作業が必要です．そのために，PICO/PECO の枠組みを活用して，クリニカルクエスチョンを定式化してみましょう．これは，誰を対象に〔P：Patient, Population（対象）〕，どのような介入または曝露をしたら〔I：Intervention（介入），E：Exposure（曝露）〕，何と比べて〔C：Comparison（比較対象）〕，どのような結果が得られるか〔O：Outcome（結果）〕を具体的に考える手法です．このプロセスでは，関連する論文や教科書を読み込むことが大切で，研究者の考えを整理するのに役立ちます．こうして具体化されたリサーチクエスチョンの意義をFINER で確認しましょう．研究が実行可能（F：Feasible）で，医学的に興味深く（I：Interesting），新規性（N：Novel）があり，倫理性（E：Ethical）が保たれること，そして社会的に必要とされる（R：Relevant）研究であるか検討したうえで，研究計画書の作成をはじめるとよいでしょう〔第 1 章-B．先人たちの成果に学ぶ（p. 6）参照〕．

3. 研究計画書は誰が読むのか

研究計画書は，医師，看護師，薬剤師，理学療法士，検査技師など参加施設側の医療

関係者や事務業務担当者，データマネージャー，モニターなど臨床研究の品質管理担当者や生物統計家など，医療技術や専門知識が異なる複数の職種の人々に参照されます．特に多施設共同研究では，複数の施設から多くの関係者が閲覧することになります．また，施設の倫理審査委員会，資金提供者，薬事承認審査を担当する規制当局関係者もこの文書を参照します．研究対象者やその家族にとっては，研究内容を理解

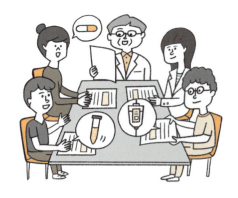

するための資料となります．どのような立場の人が読んでも誤解なく共通認識がもてるように，明確かつ整理された記述が求められます．重複がなく，全体として一貫性のある内容が重要です．

研究計画書に必要な2つの機能

　研究計画書には2つの重要な機能があります．Stuart Pocockの『クリニカルトライアル』[2]によると，1つ目の機能は，患者の登録，治療，評価，データ収集の手順について，すべての研究者や関係者が統一された手順を徹底して遵守できるようにするための公式な実施手引書としての役割です．2つ目の機能は，当該研究が科学性，妥当性，倫理性，経済的基盤といった様々な側面から十分に検討されたものであることを保証する役割です．臨床研究は対象者の協力に基づくため，その企画は科学的かつ計画的に構成され，背景，目的，研究デザインの理論的根拠が明確に提示される必要があります．

研究計画書の標準化と国際的な協調

　臨床研究の分野では，安全かつ有効な治療法をより効率的に，迅速に市場に提供するための革新的なプロセス改善が求められています．そのなかで，国際的な協調の潮流もあり，製薬企業やバイオテクノロジー企業は共同で，2012年に非営利組織 TransCelerate BioPharma Inc（TransCelerate）を設立しました．TransCelerateは，世界的な協調を促進するための研究計画書のひな型〔Common Protocol Template（CPT）〕を公開しています[3]．2017年5月には，米国国立衛生研究所（NIH）/米国食品医薬品局（FDA）の研究計画書ひな型をふまえて調整したCPTのversion 4が発出され，現在はversion 9まで更新されています．

　さらに，臨床研究の研究計画書の構造と内容を示すガイドラインが作成され，研究計

画書の情報を電子的に交換可能にする技術的仕様も含まれています．2023年1月には，新医薬品のグローバルな研究開発を促進し，患者への迅速な提供を目指すために，医薬品規制調和国際会議（ICH）-M11〔電子的に構造化・調和された臨床試験実施計画書（CeSHarP）〕[4] から，研究計画書ひな型のドラフト版が厚生労働省医薬・生活衛生局医薬品審査管理課より公開されました．

　このような国際的な取り組みを受けて，国立病院機構名古屋医療センターのAcademic Research Organization（ARO）は，国内外の臨床研究を支援する組織でもあるため，CPTの和訳版をもとにした研究計画書テンプレートを作成し，公開しています[5]．これにより，研究計画書の標準化と国際的な協調が一層促進されることが期待されます．

研究計画書の構成

　研究計画書の構成については，Pocockの『クリニカルトライアル』[2]，ICH-E6〔医薬品の臨床試験の実施基準（GCP）〕[6]，TransCelerateによるCPT[3]，ICH-M11[4]，および国内における多施設共同研究グループである日本臨床腫瘍研究グループ（JCOG）による『JCOGプロトコールマニュアル』[7] や，名古屋医療センターの研究計画書ひな型[5] などで紹介されている研究計画書の章構成を参照することができます（表）．

　研究グループ，研究領域，試験デザインや準拠すべき法規制などにより記載方法に多少の差異はありますが，構成は概ね共通しています．

研究計画書の書き方

　研究計画書を作成する際には，最初に研究の目的と，研究を行うに至った背景，そして研究者が立てた研究仮説を記述することが最も重要です．この部分は，研究者がその分野において専門的な知識をもっていることを示すための基盤となります．研究背景を論理的に述べることで，研究が必要とされる理由が明確になり，どのようなエビデンスが不足しているかが見えてきます．これが研究目的をはっきりとさせる手助けになります．次に，その研究目的を達成するために必要な方法論，研究対象，介入の詳細，研究デザイン，そして評価項目を明確に記述します．

　倫理的な考慮事項，組織体制，資金源，参考文献，付録などは，比較的記述の標準化が容易で，機械的な作業になりやすい部分です．研究計画の全体像がひと目で理解できるようなタイトルを最後に付け加え，試験の概要を数ページにまとめあげて，参考文献を整えることで研究計画書は完成します．

表　研究計画書の章構成

『クリニカルトライアル』 (Pocock SJ)[2)	ICH-E6（GCP）[6) *1	TransCelerate CPT (version 10)[3) *1
1. 試験の背景と全体的な目標	1. 治験実施体制	1. 治験実施計画書の概要
2. 試験の明細な目的	2. 背景情報	2. 緒言
3. 患者選択基準	3. 治験の目的	3. 目的，評価項目および estimand
4. 治療計画	4. 治験のデザイン	4. 治験デザイン
5. 患者の評価方法	5. 被験者の選択，除外，中止規準	5. 治験対象集団
6. 試験デザイン	6. 被験者に対する治療	6. 治験薬および併用療法
7. 患者の登録とランダム化の手順	7. 有効性の評価	7. 治験薬の投与中止および被験者の治験中止・脱落
8. 患者に説明し同意を得る手順	8. 安全性の評価	8. 治験の評価と手順
9. 研究に必要な規模（必要症例数）	9. 統計解析	9. 統計学的考察
10. 試験の進行を監視する方法（モニタリング）	10. 原資料などの直接閲覧	10. 補助資料および実施上の考慮事項
11. 書式の記入（記録用紙）とデータの処理手順	11. 治験の品質管理および品質保証	11. 引用文献
12. プロトコルからの逸脱	12. 倫理	
13. 統計解析の方法	13. データの取り扱いおよび記録の保存	
14. 試験の組織体制（管理責任）	14. 金銭の支払いおよび保険	
	15. 公表に関する取り決め	
	16. 治験期間	

*1 治験は臨床研究に読み替える.
*2 TransCelerate CPT（version 10）に基づいて作成されているが，臨床研究法下の特定臨床研究用の研究計画書に対応するため，CPT をそのまま採用していない箇所もある.

研究計画書に記載する内容のポイント

　研究計画書に記載する内容は，省令 GCP，臨床研究法,『人を対象とする生命科学・医学系研究に関する倫理指針』など，遵守すべき規制要件やガイダンスに一覧で示されています．しかし，これらの要件のなかには国際的な整合性が確保されていないものも存在します．そのため，ここでは TransCelerate が公開している CPT version 10 の章構成をもとに，記載内容について説明します．表の章（レベル 1 の見出し）の一覧のうち，「5. 治験対象集団」の章内の見出しを例として図に示します．

A 研究計画書はどうつくるの？

ICH-M11（CeSHarP）[4]	『JCOG プロトコールマニュアル』[7]	特定臨床研究用研究計画書ひな型（名古屋医療センター）[5] *2
1. 試験実施計画書の要約 2. 緒言 3. 試験の目的，評価項目および estimand 4. 試験デザイン 5. 試験対象集団 6. 試験介入および併用療法 7. 試験介入の中止および参加者の試験中止 8. 試験の評価および手順 9. 統計学的事項 10. 一般的留意事項：規制，倫理および試験管理 11. 一般的留意事項：リスクマネジメントと品質保証 12. 付録：有害事象および重篤な有害事象の定義，重症度および因果関係 13. 付録：定義およびその他の実施手順の詳細 14. 付録：用語集 15. 付録：引用文献	0. 概要 1. 目的 2. 背景と試験計画の根拠 3. 本試験で用いる規準・定義 4. 患者選択規準 5. 登録・割り付け 6. 治療計画と治療変更規準 7. 予期される有害事象 8. 評価項目・臨床検査・評価スケジュール 9. データ収集 10. 疾病等（有害事象）報告［臨床研究法］/有害事象の報告［人を対象とする生命科学・医学系研究に関する倫理指針］ 11. 効果判定とエンドポイントの定義 12. 統計学的事項 13. 倫理的事項 14. モニタリングと監査 15. 特記事項 16. 研究組織 17. 研究結果の発表と研究の終了 18. 参考文献 19. 付表	1. 研究計画書要旨 2. 実施の根拠 3. 目的および評価項目 4. 研究デザイン 5. 対象 6. 治療 7. 中止基準 8. 評価 9. 統計 10. 運用事項および付録 11. 文献

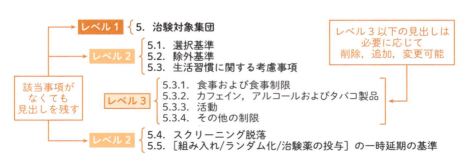

図　TransCelerate CPT の見出しレベルの例

CPTでは，レベル1およびレベル2の見出しについて，該当事項がない場合でも「該当なし」と記載し，見出しを残すことで章番号が変わらないようにすることが推奨されています．レベル3以下の見出しは，必要に応じて削除，追加，変更が可能ですが，8.4章の有害事象に関する見出しはICHや規制当局により要求される要素が記載されていることを確認するため，必ず含める必要があります．このような標準化された章構成は，JCOGなど国内有数の研究グループでも採用されています．この標準化により，どこに何が記載されているかがわかりやすく，章をまたいだ記述間の整合性がとりやすくなります．効率化がはかりやすいだけでなく，見落としなどによるエラーが減るなど研究の質向上につながるというメリットもあります．

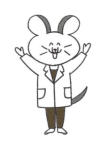

続いて，研究計画書の各章に記載すべき内容を詳しくみていきましょう．

1. 研究背景

研究背景では，本臨床研究を実施する科学的根拠と動機，そして研究テーマの重要性を，具体的な事実に基づいて述べます．研究対象や対象集団に対する現行の標準治療，標準治療の代替となる選択肢を検討したうえで，本研究で計画されている新たな治療法（介入）を試みる動機について，その理論的根拠も含め科学的に展開します．臨床現場で感じた疑問や医学的な関心事について，教科書や論文に関する網羅的調査から得た知見をもとに記述する際には，検討した先行研究について，研究のタイプ，疾患の特性，治療法，有効性や安全性の指標，研究規模（症例数）などの項目別に整理して比較しながら理解を深めましょう．このプロセスを通じて，エビデンスが欠落している箇所やエ

研究計画書のどこに何を書けばよいかわかりません．わかりやすく記載されているものはありますか？

研究計画書の具体的な記載内容については，公開されている**研究計画書のひな型**を参考にするとよいでしょう．例えば，名古屋医療センターが提供する特定臨床研究の研究計画書ひな型[5]，『JCOGプロトコールマニュアル』[7]，TransCelerateが提供するCPT[3]などがありますので，ぜひ活用してみましょう．

ビデンスレベルの低い知見の箇所を明らかにし，これらを補うことが研究の動機づけであることを確認することが重要です．また，想定される研究成果が将来的に臨床現場へ及ぼす影響や医学的意思決定へもたらす変化を予測し，研究の医学的重要性に関する考察を加えて，リスク・ベネフィット評価の項に，研究の意義について記載しましょう．

2. 目的と評価項目

　研究背景を踏まえて**リサーチクエスチョン**を明確にすることで，研究の方向性が決まります．この質問に対する答えを導き出すために，具体的かつ検証可能な研究仮説を設定しましょう．研究目的は，主要なものと副次的なものに分けて，明確かつ簡潔に列挙します．主要目的に対応する主要評価項目は，研究仮説の解明につながる最も重要で定量評価が可能なものを，通常1つだけ記載します．そして，これを補足したり裏づけするための副次目的に対応する副次評価項目を複数記載します．探索的目的がある場合は，これに対応する探索的評価項目も設定します．評価項目に関する記載は抽象的な記載にとどめ，詳細は以下で説明する「方法」の「評価」や「統計」の項で記載します．

3. 方法（研究デザイン，対象，医学的介入，評価，統計）

　研究を実施するための具体的な手順と基準を明確にします．これには，どのような研究対象に，どのような介入を施し，どのような評価項目を用いて，何と比較し，どの程度の変化をもって効果の有無を判断するかが含まれます．

1) 研究デザイン

　研究デザインの選択にあたっては，先行研究の方法論も参照し，選択されたデザインの妥当性を理論的根拠とともに記述します．ランダム化，盲検性の有無など，研究の特性に応じたデザイン要素についても記載します．

2) 対象

　選択基準と除外基準に分けて，研究対象者の条件を列挙します．選択基準では，研究対象者の年齢，性別，疾患名と進行度など，研究に適した対象の特性について定義します．一方，選択基準で定義された集団のうち，試験への組み入れが適当でないような倫理的問題をはらんでいる集団や，有効性や安全性評価に影響を及ぼす可能性がある集団があれば，それらを研究対象から外すために除外条件に記載します．記述は明確かつ簡潔に行い，曖昧さを避けます．

3）症例登録，層別化および割り付け

　症例登録のプロセスについて，同意取得の手順や症例リクルートの方法を含めて記載します．割り付けについては，紙やweb方式など使用するシステム，割り付け情報の管理方法などを具体的に説明します．盲検研究の場合は，盲検性の維持方法や，特定の時期に行われる**開鍵**の手順についても触れます．

4）治療・治療変更基準

　試験治療の具体的な計画を記載します．具体的には試験治療（介入）の定義，試験治療の方法（投与量や投与経路など），試験治療のスケジュール（投与期間など），試験治療完了の定義などが含まれます．試験治療の遵守と記録方法，過量投与時の対応策，併用禁止/注意に関する事項や支持療法の取り扱いなどを記載します．

5）中止/完了基準

　「試験治療の中止および完了」と「試験の中止および完了」の2つに分けて基準を記載します．前者に該当した場合，研究対象者の試験治療は中止されますが，観察・評価は継続されます．後者に該当する場合は，研究対象者の試験治療中止とあわせて，観察・評価も中止（終了）となります．研究対象者の安全を最優先に考慮した基準を設けます．また，研究対象者は自らの求めによりいつでも同意撤回，すなわち臨床研究を辞退することができること，医師判断による研究の終了も可能であることを記載します．

6）評価

　有効性や安全性を評価する際の測定項目，評価時点，方法，判定基準を詳述します．データ管理から統計解析，結果の公表に至る全手順を説明します．QOL質問票使用時は，その信頼性・妥当性と版権問題の確認が必須です．手技の習熟度により主要な評価項目の測定値にばらつきが生じる場合などにおいて，施設間一貫性を確保

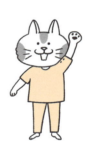

・Column・

開鍵

　「開鍵（かいけん）」とは，ランダム化比較試験などで，どの患者がどちらの治療群に割り当てられているかという「割り付け情報」を明らかにすることを指します．盲検化試験では通常，試験中はこの情報は研究者や患者に伏せられており，試験中に試験の安全性や有効性を評価する際に必要になった場合や，試験終了後に開鍵が行われます．

するため，手技トレーニングが必要になる場合があります．盲検研究では，盲検の範囲と期間の記述が必要です．特に注目する安全性評価項目がある場合は，その収集方法を明記します．重篤有害事象報告手順は，適用される規制要件に基づいて記述します．

7）統計

統計解析計画では，統計学的仮説，必要症例数とその算出根拠，解析対象集団の定義，主要・副次評価項目に対する解析時期と統計解析手法について概説します．必要症例数は，一般的に主要評価項目に関して検出すべき差，ばらつきなどの情報，第1種の過誤，検出力から算出し，実行可能性を考慮して記述します．有効性や安全性評価に複数の解析対象集団を設定する場合はそれぞれについて定義を記載しましょう．中間解析と多重性の調整についても触れる必要があり，統計解析計画は研究開始前に統計家と相談して確定させることが重要です．

Note

研究タイトルのつけ方

臨床研究等提出・公開システム（jRCT）で検索して，実際の臨床研究でどのようなタイトルがつけられているか，参考にしてみるとよいでしょう．jRCTは厚生労働省が整備する臨床研究実施計画や研究概要の公開システムです．そのトップページの「臨床研究検索」の「フリーワード検索」に興味のある疾患名などキーワードを入力すると，該当する試験の情報を閲覧することができます．

〈例〉
介入研究の場合：［対象］に対する［試験介入］の［研究デザイン］研究
観察研究の場合：［対象］の［目的］に関する［研究デザイン］研究
　［対象］：疾患名，症状，年齢，性別など，研究対象の特性を明確に示します．
　［目的］：研究を行う理由や目標を記載します．
　［試験介入］：試験の対象となる治療介入や，対照群がある場合はその情報も含めます．
　［研究デザイン］：研究の主目的，開発段階，盲検化の有無，群数（割り付け試験の場合）など，試験の設計に関する情報を詳細に記載します．

 文献
・臨床研究等提出・公開システム（jRCT）　https://jrct.niph.go.jp/（2024年10月7日閲覧）

4. その他

　研究計画書の作成において，倫理的考慮事項，組織体制，資金源，利益相反，付録などは，記述の標準化が比較的容易な部分です．これらのセクションは，公開されている研究計画書のテンプレートを活用することで，効率的に記述することが可能です．また，研究計画書の完成に向けては，研究の全体像が一望できるような研究タイトルを最終的に追加し（前ページNote参照），試験の概要を数ページにまとめ，参考文献を整理することが重要です．

　研究計画書の意義と各章の記載方法について解説しました．よい研究計画書を作成することは，臨床研究の成功に必要不可欠です．ここで紹介したような研究計画書ひな型などを上手に活用し，質の高い研究計画書の作成へとつなげていただければ幸いです．

文献

1) Sackett DL, et al：Evidence based medicine：what it is and what it isn't. BMJ 1996；312：71-72
2) Pocock SJ（著），コントローラー委員会（翻訳）：クリニカルトライアル—よりよい臨床試験を志す人たちへ．篠原出版，1989
3) TransCelerate BioPharma：Clinical Content & Reuse Solutions　https://www.transceleratebiopharmainc.com/assets/clinical-content-reuse-solutions/（2024 年 10 月 7 日閲覧）
4) 医薬品医療機器総合機構：ICH-M11　電子的に構造化・調和された臨床試験実施計画書（CeSHarP）https://www.pmda.go.jp/int-activities/int-harmony/ich/0095.html（2024 年 10 月 7 日閲覧）
5) 名古屋医療センター臨床研究センター：特定臨床研究　研究計画書　ひな型　https://nagoya.hosp.go.jp/crc/public_information/templates/（2024 年 10 月 7 日閲覧）
6) 医薬品医療機器総合機構：ICH-E6 GCP（医薬品の臨床試験の実施基準）　https://www.pmda.go.jp/int-activities/int-harmony/ich/0028.html（2024 年 10 月 7 日閲覧）
7) 日本臨床腫瘍研究グループ：JCOG プロトコールマニュアル　https://jcog.jp/doctor/tool/manual/（2024 年 3 月 3 日閲覧）〔本文内では ver3.7 を参照〕

（齋藤明子）

B 研究のプロセスを支援するもの

臨床研究でデータを集める方法にはどんなものがあるんでしょうか？

臨床研究においては，基本的にデータを集める手段として，2つの主要な方法があります．1つは，被験者や医療スタッフが紙に手書きで情報を記入する方法です．これは伝統的なやり方で，アナログなアプローチといえます．もう1つは，電子的な手段を用いて（インターネットを介して）データを収集する方法で，EDCと呼ばれるツールが一般的に使われています．EDCは，情報を電子的に入力し，集めるための便利な手段となっています．

紙に書くよりEDCのほうが便利そうに思えますが，どのようなものなんでしょうか？

そうですね．それでは，EDCについてみていきましょう．

EDC

1. 便利ツール：EDC

　electronic data capture（EDC）とは，臨床研究におけるデータの収集や管理を行うための最新の電子ツールです．このツールを用いることで，臨床研究の進行が効率的で信頼性の高いものになると考えられています．伝統的な方法では，被験者や医療スタッフが紙にデータを記入し，それを郵送や手渡し，FAX などで送付していました．しかし，EDC を利用することで，これらの作業が大幅に簡略化され，データは電子的な形式で迅速にやりとりされ，容易に管理することができるようになりました．

　EDC は 1990 年代から開発されはじめた技術で，当初は主に欧米の製薬会社や医薬品開発業務受託機関（CRO）が導入していました．日本では 2000 年代に入ってから徐々に普及しはじめ，現在では多くの臨床研究で EDC が利用されています．

　EDC の利用により，データ収集プロセスが大幅に改善され，臨床研究が迅速かつ円滑に進行するようになります．研究者は手作業に費やす時間を削減し，データの誤りや不足を減少させることができるため，試験の全体的な信頼性や効率性が向上します．同時に，データの品質向上やリアルタイムなモニタリングにより，セキュリティと法令順守が確実に行われることが期待されます．

　EDC は多施設での共同研究を支援し，異なる地域や国での試験においてもデータの統合が容易に行えます．これにより，国際的な研究が円滑に進み，より精度の高い科学的な分析が可能になります．総合的にみて，EDC の活用は臨床研究の進行において効率性や信頼性を向上させ，臨床研究の発展に寄与する重要なツールといえます．

2. 臨床研究の紙でのデータ収集と EDC でのデータ収集の違い

　臨床研究では，データ収集の方法によって，品質や効率に影響が出る可能性があります．紙でのデータ収集と EDC でのデータ収集の違いについて，表で比較してみましょう．

3. EDC を利用する利点

　EDC を利用すると，いくつかの実感しやすい利点があります．具体的な 3 つの利点を紹介します．

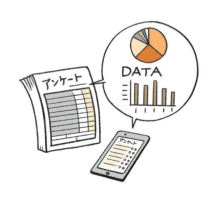

1）文字の判読が不要

　EDC では医療スタッフが電子的なデバイスを使ってデータを入力するため，文字の判読に関する問題がなくなり，データの正確性が向上します．これに対して，紙の場合は手書きによる文字の判読ミスや，選択肢のマークが曖昧な場合に問い合わせが必要となります．

2）入力内容の整合性と制御が可能

　EDC ではシステムで管理された入力フォームにより，データの入力内容を効果的に制御できます．研究計画書（プロトコル）に基づいた入力やデータの整合性の確保，そしてリアルタイムでの試験進捗やデータ品質のモニタリングが行えます．これにより，問題が発生した場合には早期に対応することが可能です．

3）アクセス権の制御によるセキュリティの確保が可能

　EDC では異なる利用者に対してアクセス権を厳密に制御でき，個人情報を含む臨床研究データへのアクセスを限定できます．これに対して，紙の場合は物理的な紛失や郵送中の事故など，セキュリティのリスクが増加します．

4．データマネージャー（DM）の役割

　データマネージャー（DM）の役割は臨床研究において極めて重要です．DM は臨床研究データにかかわる様々な側面を管理し，データの信頼性と一貫性を確保する責務を担っています．

表　紙でのデータ収集と EDC でのデータ収集の違い

項目	紙でのデータ収集	EDC でのデータ収集
データ入力	手書きで記録し，後でコンピュータに入力する	パソコンやスマートフォンなどのデバイスに直接入力する
データ検証	手動でエラーチェックを行う	自動でエラーチェックを行う
データ管理	紙のファイルを保管し，送付する症例数や試験期間などに応じて，長期にわたる保管場所の確保が必要になる	クラウドサービスなどにデータを保存し，共有する
データ分析	データ入力が完了するまで待つ	リアルタイムでデータを閲覧できる
データの追跡性	問題が生じる可能性がある	保証される

EDC：electronic data capture

具体的なDMの業務として，EDCの利用者がシステムを適切に操作できるようにトレーニングを実施し，データ入力がスムーズに行えるようサポートすることがあげられます．また，EDCの入力フォームをプロトコルに基づいて適切に設定し，入力内容に関する問い合わせに迅速かつ正確に対応します．さらに，EDCのアクセス権の管理やデータの暗号化などの対策を実施します．

臨床研究においてEDCを効果的かつ安全に導入するために，DMの存在は欠かせないものです．まずは，DMに相談することが重要となります．

CDISC標準

Clinical Data Interchange Standards Consortium（**CDISC**）は，臨床研究データの標準化を推進する国際的な非営利組織であり，医薬品開発のためのデータの収集，管理，分析，報告プロセスの向上を目指しています[1]．CDISCは，世界中の製薬企業，医療機関，規制当局，学術研究機関と協力し，共通のデータ標準の開発と普及に取り組んでいます．これをCDISC標準と呼んでいます．CDISC標準の中核には，Clinical Data Acquisition Standards Harmonization（CDASH）[2]，Study Data Tabulation Model（SDTM）[3]，Analysis Data Model（ADaM）[4]といった標準があります．CDISC標準を採用した場合の，一般的な標準化の適応の流れを図1に示します[1〜5]．

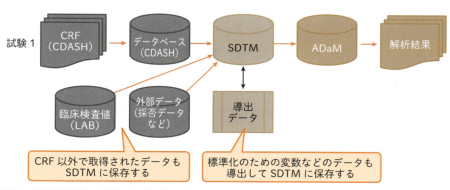

図1　CDISC標準を利用したデータの流れ
CDISC：Clinical Data Interchange Standards Consortium, CRF：case report form, CDASH：Clinical Data Acquisition Standards Harmonization, SDTM：Study Data Tabulation Model, ADaM：Analysis Data Model, LAB：Laboratory Data Model[5]

1. CDASH

　CDASHとは，臨床研究で得られるデータの品質と一貫性を高めるために開発された，データ収集のための標準化されたガイドラインです．CDASHは，case report form（CRF）の設計と作成に関するベストプラクティスを示し，臨床研究間で共通のデータ収集方法を推奨しています．CDASHの利用により，CRFの設計プロセスが効率化され，データ入力や管理の作業が簡素化されます．これにより，臨床研究全体の効率性が向上し，データの信頼性が確保されます．臨床研究で収集されるべき基本的な項目について，CDISCからCDASHを利用したCRFの見本が公開されており，これを参考にすることで，適切なデータ収集プロセスを構築する際の手助けとなります．CDASHは，研究者やDMにとって貴重なツールであり，臨床研究の品質と効率性を向上させることができます．

2. SDTM

　SDTMは，臨床研究において収集される膨大なデータを統一された形式で整理する，つまり，データの構造，変数名やラベルなどの標準化を提供します．SDTMは，異なる臨床研究間でのデータの比較や統合を容易にすることを目的としています．標準化されたデータ形式がなければ，様々な場所で行われる臨床研究のデータを比較・統合するのは困難だからです．SDTMによって，患者の基本情報から治療結果に至るまでの多岐にわたるデータが構造化され，一貫性のある形式で保存されます．さらに，SDTMは他のCDISC標準よりも規格が厳密です．これは，データの一貫性と品質を確保するために，厳格なデータ構造と定義が必要とされるからです．SDTMが厳格な規格をもつことで，データの信頼性が向上し，研究結果の正確性が確保されます．SDTMは臨床研究データの整理と解析を効率化し，データの品質と信頼性を高めるために不可欠なツールであり，医薬品開発プロセス全体の効率化に貢献しています．

　SDTMは，米国食品医薬品局（FDA），医薬品医療機器総合機構（PMDA）などの規制当局によって採用されています．

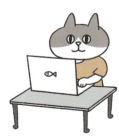

3. ADaM

　ADaMは，臨床研究データの解析における標準化モデルです．主な目的は，解析プロセスの効率化と結果の信頼性・品質の確保です．ADaMに基づくデータセットは標準化され，解析結果の一貫性が保たれます．これにより，研究間でのデータ比較や統合が容易になります．研究者や医療関係者がADaMに準拠した方法でデータを解析し，報告することで，分析結果の品質と科学的評価の信頼性が向上します．また，ADaMはFDAやPMDAなどの規制当局に採用され，新しい医薬品や治療法の開発に寄与します．ADaMはSDTMと連携し，SDTMで整理されたデータを解析するためのモデルとして機能します．この組み合わせにより，臨床研究データの管理と解析が効率的に行われ，品質と一貫性が確保されます．CDISC標準を採用した場合，SDTMにより他試験と統合可能なレベルで標準化されます（図2）．

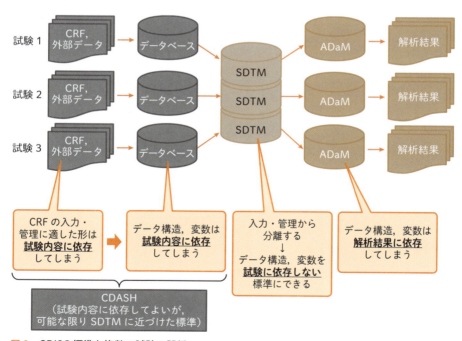

図2　CDISC標準と複数の試験の関係
CDISC：Clinical Data Interchange Standards Consortium，CRF：case report form，CDASH：Clinical Data Acquisition Standards Harmonization，SDTM：Study Data Tabulation Model，ADaM：Analysis Data Model

4. CDISC標準を採用するには

　CDISC標準は，臨床研究の様々な場面で非常に専門的な知識を活用することができなければ，実装することはできません．CDISC標準を実装するために，DMや統計解析者だけでなく，医師，治験コーディネーター（CRC），臨床開発モニター（CRA）のすべての関係者が考慮すべきことが，プロトコルを作成する段階からありますので，幅広い部門の関係者に相談するとよいでしょう．

　一例として，治験では，規制当局にCDISC標準のSDTMとADaMのデータ提出が必須であるため，プロトコル作成段階から，チームとしてCDISC標準の実装に取り組んでいます．

文献
1) CDISC　https://www.cdisc.org/（2024年7月10日閲覧）
2) CDISC：CDASH　https://www.cdisc.org/standards/foundational/cdash（2024年7月10日閲覧）
3) CDISC：SDTM　https://www.cdisc.org/standards/foundational/sdtm（2024年7月10日閲覧）
4) CDISC：ADaM　https://www.cdisc.org/standards/foundational/adam（2024年7月10日閲覧）
5) CDISC：LAB　https://www.cdisc.org/standards/data-exchange/lab（2024年10月8日閲覧）

（山本松雄）

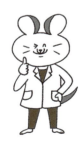

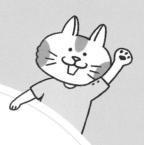
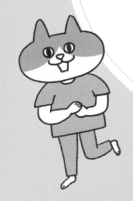
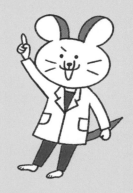

第 5 章

臨床研究を運営しよう

第5章 臨床研究を運営しよう

A ひとりではできない臨床研究

これまで臨床研究を行うために必要なことをみてきましたが，自分が行いたい研究を実際にはどうはじめたらいいのか，よくわかりません．知識も少ないし，ひとりでできることって限られてますよね．

そうですね．全部自分ひとりでやろうとすると，考えが行き詰まったり，膨大な作業をひとりでしなければなりません．

どんな人にどんなことを助けてもらえばいいのか知りたいです．

わかりました．ここでは実際に臨床研究を行った先生の体験を共有してもらいましょう．

　第2章で説明されているとおり，臨床研究は大きく観察研究と介入研究（臨床試験）に分かれます．医療の進歩に伴って研究は複雑化し，今日においてはどのような臨床研究でもひとりではできないことがほとんどですが，観察研究と比べて介入研究では研究を進捗させるために様々な人の協力が必要となります．ここでは私が体験した臨床研究について，「具体的にどのように研究を進めたのか」「研究を進捗させるためにはどのようなことが必要なのか」を紹介します．

　私は小児の悪性リンパ腫を専門として研究を行っており，特に未分化大細胞リンパ腫（ALCL）の治療開発に取り組んでいます．医師になって数年は日々の診療に大きなやりがいを見出しており，研究にはさほど興味がなかったのですが，担当したALCLの

A ひとりではできない臨床研究

患者さんが再発し，治療方針の決定や患者さんへの対応に苦慮した経験から，医師としてのレベルをもっと上げ，目の前の患者さんだけでなく同じような状況で苦しんでいる患者さんのために，ALCL の治療開発に携わりたいと考えるようになりました．そこで，医師 8 年目に日本小児白血病リンパ腫研究グループ（現・日本小児がん研究グループ　血液腫瘍分科会）の疾患委員会であるリンパ腫委員会の委員に立候補し，幸いにも選出されたことが臨床研究をはじめる契機となりました．委員になった当初は臨床研究については右も左もわからない状態で，リンパ腫委員会の先生方に臨床研究の基礎を教わりながら，臨床研究における試験デザイン，倫理的配慮，症例登録リクルートを含む臨床研究の運営などについて多くのことを学ぶことができました．私はリンパ腫委員として，また大学病院に所属するひとりの研究者として複数の観察研究および介入研究に取り組んでいます．観察研究，介入研究とも当然ながらひとりではできないのですが，ここでは私が研究代表者として日本小児がん研究グループで現在実施している多施設共同の介入研究と，過去に携わった医師主導治験について，どのように多くの方のサポートを得ながら研究を進められているのかを紹介します．

臨床的な疑問を解明するために介入研究に取り組みたいのですが，何から取りかかったらよいのかイメージできません．

まず最初に重要なことは，取り組もうと考えている研究，対象となる疾患や領域について「何がどこまで解明されていて，何がまだ解明されていないのか」を明確にすることだと考えます．臨床的な課題を明確にしたうえで，その疑問を解明するためにはどのような研究デザインが必要かを検討します．「観察研究なのか」「観察研究であれば前方視的なのか，後方視的でもよいのか」「それとも介入研究として実施しなくてはならないのか」ということを考える必要があります．実際にどのような研究で取り組むかを決めたら，その研究が終了した時にどのような論文になるのか，自分の仮説に基づいた論文でのイメージ図表を作成すると，研究を行ううえで必要なことなどを具体的に考えることができると思います．また，少なくともその時点において，研究デザイン，コンセプトについて第三者に評価してもらうことを強くおすすめします．コンセプトが固まった後に研究デザインを修正することは大きな労力を必要としますし，コンセプト自体に問題があるのであれば，そこから作業を進めることに無駄が生じます．そのため，まずは実施したい研究でこれまでに解明されてない何を解明するのか，そのためにはどのような研究デザインとして，最終的にどのような結果が期待されるのかを具体的にイメージし，第三者にわかりやすく説明できるように自身のなかで研究デザインをまとめることが重要と考えます．

多施設共同の介入研究── JPLSG-ALCL-RIC18試験

　この**介入研究**の正式な名称は、「小児の再発・難治性未分化大細胞リンパ腫に対する骨髄非破壊的前処置を用いた同種造血幹細胞移植の有効性と安全性を評価する多施設共同非盲検無対照試験」といいます（臨床研究実施計画番号：jRCTs041190066）．

　研究立案に先立って，私は日本の再発・難治性 ALCL に対する造血幹細胞移植の治療成績を解析する観察研究を行いました．この観察研究では，わが国での ALCL に対する造血幹細胞移植の治療成績をまとめる必要があり，日本造血細胞移植学会（現・日本造血・免疫細胞療法学会）の移植登録一元管理プログラムのデータを使用しました．後方視的解析を行うにあたり，収集するデータの内容や解析方法などについて，リンパ腫委員会と日本造血細胞移植学会の悪性リンパ腫（小児）ワーキンググループで相談，協議することで，無駄なく必要なデータを収集することができました．その解析結果から，「再発・難治性 ALCL に対する同種造血幹細胞移植では，骨髄非破壊的前処置を用いることで治療毒性が軽減し，かつ治療成績も向上するのではないか」という着想に至り，介入研究を計画することにしました．小児の ALCL は日本で年間20～30例程度しか発生しない希少疾患であり，「介入研究を行うにはまずどのような研究デザイン（試験治療や評価項目）にするのか」「どの程度の症例数があれば評価項目について統計学的に評価が行えるのか」ということが極めて重要でした．介入研究の根幹となる研究デザインについては，国立病院機構名古屋医療センター臨床研究センターの**研究相談**で「本研究において何を明らかとすべきなのか」「そのためにはどのようなデザインとする必要があるのか」について相談し，多くの助言を受けました．研究相談では ALCL の疾患概要，標準治療での治療成績，再発・難治例に対する従来の治療戦略と治療成績，およびその問題点などについて提示し，「どのような介入研究を行いたいのか」「介入研究によってどのような効果が期待されるのか」という導出までの議論を行いました．この研究相談において，立案中の介入研究の妥当性を第三者に検証・評価してもらい，介入研究を実現するために何が必要なのかを確認することができました．必要症例数の算出においては，幸いにも日本小児がん研究グループ リンパ腫委員会に所属している統計専門家の協力を得ることができました．希少疾患である ALCL を扱う本研究において，実際にどれくらいの症例数の登録が見込まれるのかを提示し，介入研究が実現可能となるようベイズ流のデザインを用いた特殊な統計解析法により，必要症例数を設定してもらいました．必要症例数の設定は介入研究の実現

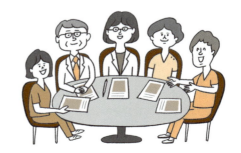

可能性において極めて重要であり，統計専門家の協力なくして介入研究を計画することはできません．

前述のとおりALCLは希少疾患であり，再発・難治例となるとさらに症例数が限られるため，自施設のみでは介入研究を実施することは不可能でした．そのため，JPLSG-ALCL-RIC18試験は日本小児がん研究グループに所属している施設が参加する多施設共同の介入研究として計画しました．研究相談でコンセプトデザインを作成し，このコンセプトデザインが妥当であるかについて，日本小児がん研究グループでのコンセプト審査を受けました．コンセプト審査ではいくつかの指摘を受けましたが，受けた指摘については研究相談で再度検討を行いました．希少疾患であることから，症例登録についての実現可能性が最も懸念されたため，統計学的な指摘については必要症例登録数に関するブラッシュアップを行い，コンセプト審査の承認を得ることができました．

日本小児がん研究グループでのコンセプト承認後も，引き続き研究相談での支援を受けながら，研究計画書（プロトコル）の作成，症例報告書（CRF）収集のためのelectronic data capture（EDC）の構築を行いました．研究相談では，コンセプトデザインを作成する時点で，研究終了時に期待される結果を論文報告するというイメージで仮想論文の図表を作成することを推奨されました．仮想論文の図表を作成することで，いつ，どのような臨床情報をCRFとして収集すべきなのかが自分自身のなかで明確になり，またサポートをお願いしている方々にもわかりやすくイメージを共有することができたと感じました．この仮想論文の図表に基づいて，収集すべき必要な情報を確定しました．実際にEDCを構築する際には，この収集すべき情報をベースとして，さらに細やかな情

臨床研究において仲間を増やすこと，チームを形成することはとても重要なのですね．では，実際にどうやって仲間や協力者を増やせばよいのでしょうか？

例えば以下のような方法があります．
・学術集会に参加して知り合いを増やす
・学会や研究グループの疾患委員会に所属し，横のつながりをつくる

　　　まず，知り合いを増やすということは大切なのですが，最も重要なのは自身が行おうとしている臨床研究に対して自分自身がどれだけ熱意をもっているかということだと思います．臨床研究を立ち上げる自分以外の人に，「助けてあげよう」「手伝ってあげよう」「一緒に臨床研究を成し遂げたい」と思ってもらうためには，臨床研究に対する熱意と，必ずその研究を成し遂げたいという強い気持ちが必要です．

報の収集について確認作業を行いました．構築された EDC に対しては，研究において収集すべき情報に漏れがないかを確認する作業を行いました．当然ながら EDC の構築を自分で行うことは不可能で，研究相談でサポートが受けられたことは非常にありがたかったです．プロトコルは私が中心となって作成しましたが，介入研究のプロトコルは適格基準，除外基準，試験薬投与の詳細，データや試料のサンプリング時期，中止基準など非常に多くの情報提示と記述を行う必要があり，記述内容の過不足についても手厚いサポートを受けることができました．

　こうして研究の準備を整えることができ，名古屋医療センターの中央倫理審査委員会での承認を経て，JPLSG-ALCL-RIC18 試験を開始することができました．研究開始後は，ある程度予想していたとおり症例集積に難渋しましたが，日本小児がん研究グループでの周知や，私自身が再発・難治例の治療に関する相談を受けることで，順調に症例登録を進めることができています．また，JPLSG-ALCL-RIC18 試験では年 2 回の定期モニタリングレポートの作成と効果安全性評価委員会への定期報告が必要ですが，これについても名古屋医療センター臨床研究センターの手厚いサポートを受けています．

アレクチニブ医師主導治験

　私は ALCL に対する新薬開発を目的とした**医師主導治験**「再発又は難治性 ALK 陽性未分化大細胞リンパ腫患者を対象とした CH5424802 の第 II 相試験（医師主導治験）」（UMIN 試験 ID：UMIN000016991）にも携わることができました．この医師主導治験

介入研究では多くの方の協力やチームの形成が必要であることがわかりましたが，介入を行わない観察研究では様々な人の協力を得なくても研究を進めることができますか？

　自施設内での症例，検体を用いた限られた後方視的な解析を行う**観察研究**であれば，誰の助けも借りずにひとりで実行できる研究があるかもしれません．しかしながら，前方視的研究の場合は，自施設内での症例のみを用いるとしても，必要症例数・検体数の設定なども含めた研究デザインの決定においては，統計専門家のサポートが必要であると考えます．また，その研究デザインの妥当性や正当性などについても，自施設内の臨床研究センターや診療科内でよく検討する必要が生じるため，観察研究であってもやはりひとりだけで行うことは難しいでしょう．

では，anaplastic lymphoma kinase（ALK）陽性 ALCL に対して分子標的薬であるアレクチニブの有効性と安全性を検証することを目的とし，3 施設で治験を実施しました．この治験では，すべての面において JPLSG-ALCL-RIC18 試験より厳格な試験運営が求められました．基本的に，医師主導治験では試験薬の保険収載が最終的な目標となるため，薬剤供給，試験薬の薬物動態解析，コンパニオン診断薬などの検査キット開発など，製薬会社を含む企業との連携と協力が不可欠となります．また，保険収載を達成するためには医薬品医療機器総合機構（PMDA）への相談が必要なのですが，PMDA への相談手順，相談事項に対する PMDA からの回答を正しく理解して治験をデザインして開始まで進めるには，PMDA との相談経験や PMDA での勤務経験を有する方の協力が得られると理想的です．この医師主導治験においても，PDMA とのやりとりに精通した経験者の協力を得て，試験を開始することができました．さらに，医師主導治験には多額の研究費が必要となりますが，アレクチニブ医師主導治験は，治験調整医師が日本医療研究開発機構（AMED）の大型研究費を獲得したことで実現することができました．

（深野玲司）

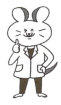

Note

臨床研究においてどのようなサポートが必要か

　私の経験から，どのような場面でサポートを求めるべきか，以下のようにまとめました．
研究デザインの立案に対するサポート
・同じ専門領域の臨床医に相談してみよう
・統計デザインについては統計専門家を頼ろう
・研究相談事業などを活用して研究デザインの正当性と妥当性を確認しよう（予算が必要）
・医師主導治験を計画する際は PMDA との対面助言などに精通している人を頼ろう
多施設共同研究における検体収集や症例登録に対するサポート
・研究グループや学会のメーリングリストで症例登録を呼びかけよう
・対象となる疾患についての治療相談を積極的に行おう

臨床研究を行うには
― NHO ネットワーク共同研究を通じて

日常臨床を行うなかで，いろいろな臨床的疑問〔**クリニカルクエスチョン（CQ）**〕が生じることがあります．ある CQ を解明するために臨床研究を行いたいと思っても，一臨床医がすぐに取りかかることは至難の業のように思います．ここでは，私が研究代表者として申請し採択された国立病院機構（NHO）ネットワーク共同研究（名称は令和 3 年度当時のもの）を例にとって，実際に研究をはじめるにあたって必要なことを簡単にお伝えします．この研究はまだ

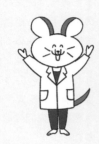

進捗中で，学会発表や論文化にまで至っていないため，あまり詳細な内容まではお示しできませんが，これまでの経過と進捗，今後の予定（目標）もふまえて記載したいと思います．

研究の応募に至るまで

1. 研究の立案

以下の 2 点を主軸に研究を立案しました．
① 以前に行った後方視的研究をもとに，さらに症例数を蓄積して発展させた検討を行いたい
② 全国規模での NHO 疾患登録システム（現在は日本血液学会の血液疾患登録に移行）によるレジストリデータを利活用した研究を行いたい

2. 周囲の先生への相談

初めての経験だったため，実際に研究計画を立てるにあたっては，まず，これまでに研究代表として研究を進められた経験がある先生方に相談し，助言を受けながら申請を進めました．実際に採択された研究があり，いろいろ相談でき，助言を受けられるような先生方が身近にいることでイメージが湧きました．全くわからないと，どこから手をつけてよいのか悩んでしまうと思います．

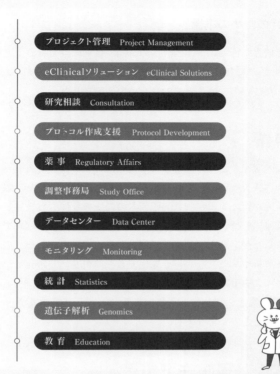

図　名古屋医療センター臨床研究センターのAROで受けられる支援
（名古屋医療センター臨床研究センター：国立病院機構におけるARO機能のご紹介[1]）

3. 専門施設への相談

　NHO名古屋医療センター臨床研究センターの**Academic Research Organization**（**ARO**）で行われている研究相談も利用しました．なお，このAROでは，研究の各段階で図のように様々な支援を受けることが可能です[1]．

　また，多施設共同研究を行うにあたり，NHOの血液グループに参加されている各施設の先生には事前に研究概要を示し，アンケートを行ったうえで相談することができました．

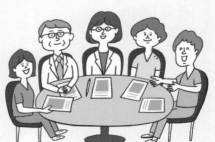

4. 研究遂行のための準備

多施設共同研究を行うには，研究への賛同・参加施設を募ることはもちろん，研究を遂行する体制づくり，研究費の確保などが必要になってきます．このようなことはこれまでに経験したことのないことで，戸惑いの連続でした．

研究申請

研究相談の内容をもとに必要書類の準備を進めました．研究概要書や研究計画書（プロトコル）の作成を行い，他に必要書類を整えて提出しました．限られた予算のなかでどのような研究が行えるのか，共同研究者の先生方と何度も検討を行いました．これらの作業は日常臨床を行いながら進める必要があり，時間も限られているなか，大変な作業ではありましたが，新たな発見・気づきも多く得られました．血液内科の先生だけでなく，遺伝子解析や病理診断を行う先生とも共同で進める研究でしたが，それぞれの先生方のアドバイスを受けながら進めていきました．

ARO や共同研究者の先生方とも検討を重ねながら研究申請を行い，審査ののち，採択通知を受け取ることができました．

倫理審査，実施許可申請

その後，研究が開始できるようにさらに準備を進めました．中央倫理審査委員会での一括審査となり，それに向け，何度も研究計画書を練り直し，必要な書類の準備を進めました．electronic data capture（EDC）構築なども並行して準備しました．その後，中央倫理審査で承認され，各施設で実施許可を取得後，研究開始となりました．一括倫理審査や EDC 構築，統計解析計画書の作成など，初めての経験も多くありましたが，ARO スタッフとの定期的なミーティングを通じて進めることができました．

研究開始

たくさんの方にお世話になりながら，本研究は，現時点ではほぼ予定どおりに進捗することができています．今後，データ解析，学会発表，論文発表を行い，本研究がよい形になるよう励みたいと考えています．

日常臨床のみでも忙しく時間が限られるなかで，どのように臨床研究を進めていけばよいかという点に関しては日頃より悩みがつきません．研究は自分で進めないと何も進まないもので，実際に何度かそのような事態にも陥りました．そのため，ミーティング

の機会を定期的に設けたり，それぞれの工程に期限を設けたりするなど，自分なりに工夫をしてみました．臨床医として日常臨床が主のなかで，研究の時間を確保することはなかなか難しいですが，親身になってくれる先生からは，「忙しいというのは言い訳である」というごもっともな言葉ももらいました．臨床医が行う研究ですので，患者さんにより身近な，患者さんに還元できるものにしたいと考えています．

文 献

1) 名古屋医療センター臨床研究センター：国立病院機構における ARO 機能のご紹介　https://nagoya.hosp.go.jp/crc/wp-content/uploads/nho-aro-pamphlet-202308-2.pdf（2024 年 8 月 1 日閲覧）

（鈴木康裕）

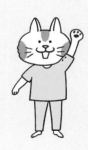

第5章 臨床研究を運営しよう

B 臨床研究を"運営する"ために必要なこと

臨床研究を開始するまでに，効率的な運営のためにしておかなければならないことはありますか？

臨床研究を開始する前に，全実施医療機関において，キックオフミーティングを実施すること，自施設内でスタートアップミーティングを実施することにより情報共有を行うことが重要です．

なるほど．では，臨床研究実施中に注意すること，必要なことはありますか？

臨床研究を開始後も，臨床研究の関係者で定期的にミーティングを開催することにより，タイムリーに情報共有を行うことが重要です．

臨床研究の実施前も実施中も，ミーティングでの情報共有が重要なんですね．

そのとおりです．それでは効率的な運営のために必要なことを整理してみましょう．

臨床研究の開始まで

1. 医師主導治験の開始まで

医師主導治験における治験開始前から実施までの流れを図1に示します．

治験計画を立案後，治験実施計画書（プロトコル）を作成し，それとともに，治験審査委員会（IRB）で審査が必要な書類など（同意説明文書，治験薬概要書，標準業務手順書など）を準備することになります．さらに，実施医療機関の選定，実施体制の構築（データマネジメント，モニタリング，統計解析などの委託先の決定・契約など）を行います．

この段階で，**キックオフミーティング（KOM）**を実施することが有用となります．

KOMでは，治験調整医師，各施設の治験責任医師〔可能であれば，分担医師，治験コーディネーター（CRC）〕，統計解析責任者，データマネジメントやモニタリング責任者・担当者，治験調整事務局などが参加して，治験の内容，実施手順，注意点などを確認し，理解します．治験の関係者が治験の内容，実施手順などを共通理解とすることにより，施設間での差をなくすことなどが可能となることから，この段階でKOMを実施することは重要です．

次に，IRBで審査が必要な書類を提出し，IRBに審査を依頼します．IRBにおいて承認された後，厚生労働大臣宛てに治験計画届書を提出します〔提出先は，医薬品医療機器総合機構（PMDA）〕．

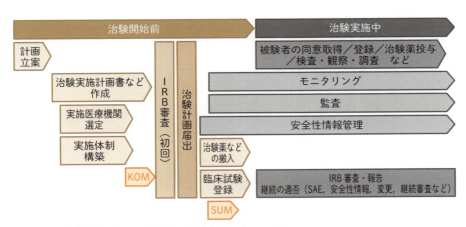

図1　医師主導治験における治験開始前から実施までの流れ
IRB：治験審査委員会，KOM：キックオフミーティング，SUM：スタートアップミーティング，SAE：重篤な有害事象

治験計画届書の提出から一定期間が経過した後，医師主導治験を開始することが可能となります．なお，一定期間とは，初回治験計画届出の場合は30日，n回治験計画届出の場合は2週間程度となります．治験開始までのこの期間に，臨床試験登録，各施設への治験薬などの搬入を行います．

医師主導治験を開始する前に，**スタートアップミーティング（SUM）** を実施することが有用となります．

SUMは各施設で実施します．SUMの目的は，治験開始前に治験の内容を共有し，治験の手順などを確認することで，円滑に治験が実施できる体制を確立することです．そのため，各施設の治験責任医師，治験分担医師，CRC，院内の治験事務局，その他，必要に応じて治験にかかわる部門（薬剤部，検査部，看護部など）など，治験を円滑に進めるために情報共有をしておく必要がある関係者が参加して実施すると効果的です．

SUMにおいては，特に日常臨床とは異なる検査，観察，評価などがある場合には，その内容・手順の確認などが重要となります．また，来院日や許容範囲の規定なども確認しておく必要があります．

2. 特定臨床研究の開始まで

特定臨床研究 における開始前から実施までの流れを 図2 に示します．

特定臨床研究においても，研究計画を立案後，研究計画書（プロトコル）を作成するともに，認定臨床研究審査委員会（CRB）に提出が必要な書類（同意説明文書，医薬

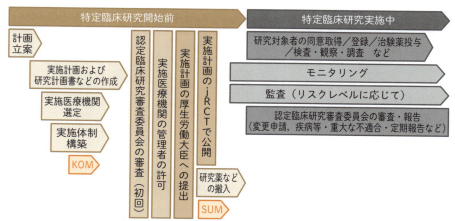

図2　特定臨床研究における治験開始前から実施までの流れ
jRCT：臨床研究等提出・公開システム，KOM：キックオフミーティング，SUM：スタートアップミーティング

品などの概要を記載した書類など）を準備することになります．それとともに，実施医療機関の選定，実施体制の構築を行います．

　この段階で，医師主導治験と同様に，KOMを実施することが有用となります．

　KOMでは，研究代表医師，各施設の研究責任医師（可能であれば，研究分担医師など）が参加して，特定臨床研究の内容，実施手順，注意点などを確認し，理解します．可能であれば，統計解析責任者，データマネジメントやモニタリング責任者・担当者などの特定臨床研究の関係者も参加することが望ましいですが，特定臨床研究の場合，医師主導治験のように，十分な実施体制を構築できないことがあるため，構築された体制に応じて，KOMを実施することになります．

　また，特定臨床研究の場合，academic research organization（ARO）や医薬品開発業務受託機関（CRO）に調整事務局の業務を委託することが困難な場合があります．そのような場合には，臨床研究を効率的に運営するために，臨床研究の進捗管理，臨床研究に必要な手続きの実施，文書の適切な管理および収集データの信頼性確保，臨床研究に関与する関係者との連絡調整および情報交換などを行う者（いわゆる，調整管理実務担当者）を決定して，臨床研究を進めることが重要となります．

　次に，必要な書類をCRBに提出し，承認された後，研究実施の可否について，実施医療機関の管理者から承認を受けることになります．さらに，実施計画を厚生労働大臣に提出し，臨床研究等提出・公開システム（jRCT）で公開された後，研究を開始することが可能となります．

　医師主導治験と同様に，特定臨床研究を開始する前にも，SUMを実施することが有用となります．

　SUMは各施設で実施し，各施設の研究責任医師，研究分担医師，その他，必要に応じて特定臨床研究にかかわる部門（薬剤部，検査部，看護部など）が参加して，特定臨床研究の内容の共有，研究の手順などを確認します．

　SUMを実施することにより，プロトコル違反，逸脱などを避けること，減らすことにつながります．

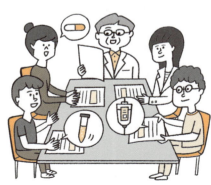

3. それ以外の臨床研究（侵襲を伴う介入研究）の開始まで

　医師主導治験，特定臨床研究以外の臨床研究，すなわち，『人を対象とする生命科学・医学系研究に関する倫理指針』に準拠して実施する臨床研究のうち，侵襲を伴う介入研究について，研究開始までの流れを以下に示します．

　医師主導治験，特定臨床研究と同様に，研究計画の立案後，最初に研究計画書（プロトコル）を作成するとともに，倫理審査委員会に提出が必要な書類（同意説明文書など）を準備することになります．それとともに，実施医療機関の選定，実施体制の構築を行います．

　これらの書類を倫理審査委員会に提出して承認を得た後，研究を開始することが可能となります．その後，情報公開データベース（jRCTなど）への登録・公表が必要となります．

　医師主導治験，特定臨床研究以外の臨床研究においても，KOMやSUMを研究開始前までに実施し，研究内容，手順などを正しく理解することが重要です．

臨床研究の実施中

1. 医師主導治験の実施中

　医師主導治験の実施中は，図1に示したように，治験責任医師，分担医師，CRCは，被験者への対応（同意取得，登録，治験薬などの投与，検査・観察・調査）を行うとともに，症例報告書の作成，モニタリング，監査などの対応を行うことになります．

　また，**治験調整医師**として治験の運営・管理を行う場合，治験調整事務局とともに，表1の業務などを行うことになります．

　治験全体の管理を行ううえで，IRBへの対応，規制当局への対応，各実施医療機関との調整が必要となります．

表1　医師主導治験の実施中に治験調整医師が行うべき業務

- ・治験計画変更届書などの届出
- ・安全性情報などの対応（医療機関，治験薬提供者，規制当局などへの報告）
- ・治験実施計画書，同意説明文書などの各種文書の改訂
- ・登録状況・進捗状況の管理
- ・治験薬の品質確保，治験薬の配送に関する手続き，管理
- ・モニタリング，データマネジメント，監査などの業務にかかわる調整
- ・各委員会（効果安全性評価委員会など）の設置，開催など
- ・記録の保存など

これらの対応を行ううえで，医薬品の臨床試験の実施基準（GCP）違反，逸脱などを避けるために，各実施医療機関，治験の関係者と情報共有を行い，適切に対応することが重要になります．

さらに，症例登録の進捗状況は治験実施期間に影響を及ぼすことから，進捗状況を把握し，症例登録が遅れている場合には，対応策を検討することが重要となります．

このように，医師主導治験開始後も，治験の関係者で定期的にミーティングを開催することにより，タイムリーに情報共有を行うことが重要となります．

また，症例登録が終了し，最終症例の治療終了時期がわかった段階で，モニタリング，症例検討会，データ固定，統計解析，総括報告書の作成などのスケジュールを，治験の関係者と協議し，決定しておくことにより，効率的に治験の終了が可能となります．

2. 特定臨床研究の実施中

特定臨床研究の実施中は，**図2**に示したように，研究責任医師，研究分担医師は，研究対象者への対応（同意取得，登録，研究薬などの投与，検査・観察・調査）を行うとともに，症例報告書の作成，モニタリングなどの対応を行うことになります．なお，特定臨床研究の場合，必要に応じて監査を実施することになっており，その場合には，監査への対応が必要となることがあります．

特定臨床研究の場合，調整管理実務担当者をAROやCROに委託することができず，研究者自身が**表2**のような業務を実施しなければならないことがあります．そのような場合，臨床研究法の違反が起こらないように，研究実施中に対応が生じる可能性があることを把握して，適切に対応することが必要となります．

表2 特定臨床研究の実施中に行うべき調整管理業務

手続き	対応
変更申請	CRBにおいて承認された文書（研究計画書，説明文書，同意文書，研究分担医師リストなど）に変更が生じた場合，CRBに変更審査を依頼する
疾病等報告	研究の実施による疾病などが発生した場合，発生を知った後，速やかに疾病等報告書を作成し，CRBに報告を行う
重大な不適合*報告	重大な不適合の発生を知った後，速やかに重大な不適合報告書を作成し，CRBに報告を行う
定期報告	研究がjRCTに公開されてから1年間の実施状況について，定期報告書を作成し，CRBに報告する

CRB：認定臨床研究審査委員会，jRCT：臨床研究等提出・公開システム
*重大な不適合：不適合のうち，臨床研究の対象者の人権や安全性および研究の進捗や結果の信頼性に影響を及ぼすもの

特定臨床研究においても，医師主導治験と同様に，開始後も関係者で定期的にミーティングを開催することにより，タイムリーに情報共有を行うことが重要となります．

3. それ以外の臨床研究（侵襲を伴う介入研究）の実施中

　『人を対象とする生命科学・医学系研究に関する倫理指針』に準拠して実施する臨床研究のうち，侵襲を伴う介入研究においても，同様に被験者への対応を行うとともに，モニタリングなどの対応が必要となります．

　また，定期報告，変更申請，重篤な有害事象報告，不適合報告など，倫理委員会への申請・報告が必要なことがあります．

　臨床研究においても，医師主導治験，特定臨床研究と同様に，開始後も関係者で定期的にミーティングを開催することにより，タイムリーに情報共有を行うことが重要となります．

（浅田隆太）

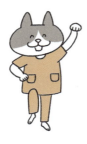

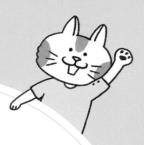

第 6 章

研究倫理を
クリアしよう

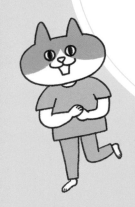
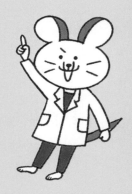

第6章 研究倫理をクリアしよう

A 避けては通れない研究倫理と被験者保護

臨床研究について勉強していると,「研究倫理」という言葉がよく出てきますが,実際にはどんなことに気をつけたらいいんでしょうか?

臨床研究を行う際に,倫理的な問題があってはいけませんよね.研究倫理は避けては通れない重要ポイントです.様々なルールが決められていますが,ここでは「研究倫理」というものの概要についてみていきましょう.

研究倫理とは?

「研究倫理」とは何でしょう?
　一見難しい言葉ですが,「研究」と「倫理」に分けることができそうです.この「倫理」という言葉を調べてみると「人として守り行うべき道.善悪・正邪の判断において普遍的な基準となるもの」とあります.わかりにくい言葉ですが,「人として何かをする際の正しさの基準」ということでしょう.そうなると,「研究倫理」は「人として研究をする際の正しさの基準」でしょうか.これで何となくわかる言葉になりましたが,この「研究をする際の正しさ」を理解するために少しだけ歴史を振り返ってみましょう.

研究倫理の歴史

　「むかしむかし,ある研究者が当時流行していた病気を予防する画期的な方法を考えました.その研究者は自分が雇っていたお手伝いさんの息子にその方法を試してみまし

A 避けては通れない研究倫理と被験者保護

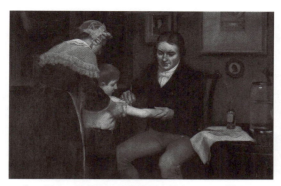

図　1796 年，初めて天然痘の予防接種を行う Jenner 博士
Oil painting by Ernest Board. Wellcome Collection. Public Domain Mark.
https://wellcomecollection.org/works/nydcz5uy

た．その方法は，流行していた病気とよく似た牛の病気になった人の膿を皮膚に接種するというものでした．すると，どうでしょう．お手伝いさんの息子は流行していた病気にはかかりませんでした．めでたし，めでたし！」

　これは，Edward Jenner（エドワード ジェンナー）の天然痘に関する有名なお話ですが（図），本当に「めでたし，めでたし」でよいのでしょうか？

　「本人の意思は？」「事前に有効性と安全性はきちんと確認した？」「雇用者の息子を対象？」などツッコミどころはたくさんありそうです．

　また，19 世紀から 20 世紀初頭，特に第二次世界大戦下に，様々な人体実験が行われ，よく知られているものとしてナチスの医師らによる収容者に対する人体実験があります．様々な実験が行われ，被験者は死亡するか障害が残ったとされています．この戦争犯罪に対する軍事裁判で「許容されうる医学実験（人体実験）とは何か」を示した**ニュルンベルク綱領**が，判決に伴って公表されました．そのなかで「被験者の自発的な同意が絶対に必要不可欠である」「実験を終了する自由を被験者に与えるべきである」とあり，これは，現代のインフォームド・コンセントの概念につながっているといえます．さらに，世界医師会において 1964 年にニュルンベルク綱領の基本的な理念を踏襲しながら，医学研究を対象に加えた**ヘルシンキ宣言**がつくられ，これには以下の内容が記載されています．

- 科学的・倫理的に適正な配慮を記載した試験実施計画書を作成すること
- 治験審査委員会で試験計画の科学的・倫理的な適正さが承認されること
- 被験者に，事前に説明文書を用いて試験計画について十分に説明し，試験への参加について自由意思による同意を文書で得ること

　研究の世界的な基本的大原則となっていますので，1 度は目を通されることをおすすめします（そこまで長い文章ではありませんのでご安心を）．

また，1979年にヘルシンキ宣言の内容をさらに具体的に落とし込んだベルモント・レポートが作成されました．「診療と研究の境界」に触れながら，ヒトを対象とした医学研究における3つの基本的な倫理原則を「人格の尊重」「善行」「正義」と定め，この3原則を研究に適応する際に考慮する内容を「インフォームド・コンセント」「リスク・ベネフィットの評価」「研究対象者の選択（社会的弱者の保護）」としています．

研究倫理と被験者保護

　臨床研究における「**被験者保護**」はどうすればよいでしょうか？　被験者は臨床研究に参加することで様々なリスクを背負います．それらのリスクを最小化することは当然として，被験者の権利と福祉を保証することが極めて重要となります．そこで重要なのが，先ほどの3原則の1つである「**インフォームド・コンセント**」（**IC**）です．ICは，「**情報**」「**理解**」「**自発性**」がキモとされており，臨床研究の方法・目的やリスクと期待される利益，対象者の選択方法などの情報を正しく開示し，被験者の知識レベルや年齢などを考慮してわかりやすく説明することが重要とされています．さらに，研究参加の同意は，自らの自由意思に基づいて参加することを決定した場合に成立するため，意思決定に何らかの強制力や不当な影響があってはなりません．

　「研究」は当たり前ではありません．人間はどんなことにも慣れてしまうものですが，「研究」は「ヒト」を対象とした「実験」であることを忘れず，過去の過ちをくり返すことのないよう研究者として高い倫理性をもつ必要があるといえます．

（平島　学）

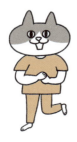

第6章 研究倫理をクリアしよう

B 被験者の個人情報保護と被験者の同意

臨床研究を行う際に,「研究倫理」が大切だということはわかりましたが,具体的にどんなことに気をつければいいんですか?

そうですね．まず個人情報の保護についてみていきましょうか．

はい,よろしくお願いします！

個人情報保護法の改正

令和2（2020）年改正「個人情報の保護に関する法律」(**個人情報保護法**) より,個人情報保護法が臨床研究にも適用され,個人情報保護委員会の監視下に置かれることになりました．これにより,診療において取得した情報および試料を,研究という別の目

> **Column**
> ### 個人情報保護法改正の背景
>
> 個人情報保護法改正の背景としては，EUの**一般データ保護規則（GDPR）** において，EUと同じ水準の個人の権利利益を保護する制度を有する国のみにデータ越境を認めることとしたことがあります．これは研究分野においても例外ではないとされました．

的で利用する際には，原則，対象者から文書による同意を得ることが必要になりました．
　ただし，研究を主たる業務とする大学・研究機関においては，個人情報の取り扱いについて基本的な安全措置を講じていることを前提として，研究の主体性を尊重した「**学術研究例外**」が設けられ，同意取得においては法の適用から除外されました．一方，学術研究機関ではない病院においては，個人情報保護法が適用された場合，これまで**オプトアウト**方式がとられてきた観察研究については「研究継続ができないのでは」との懸念が広まりました．その後，令和4（2022）年5月に『「個人情報の保護に関する法律についてのガイドライン」に関するQ＆A』が更新され，社会的に重要性が高い研究であり，文書同意のプロセスを経ることで研究の遂行が困難な理由がある場合は，同意取得方法の簡略化（オプトアウトも含む）が認められる方向に見直されました．

個人情報保護法における個人に関する情報の定義と取り扱い

　個人情報保護法において，個人に関する情報は図のように定義されています．

　令和2年改正個人情報保護法において，「**匿名加工情報**」「**仮名（かめい）加工情報**」が新たに定義されました．これにより以前の『人を対象とする生命科学・医学系研究に関する倫理指針』においては，個人を特定する情報（氏名，生年月日，診察IDなど）を削除し，別の研究用番号

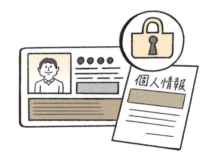

> **Note**
>
> ### 同意取得の方法
>
> 研究対象者から同意を得る方法は，以下の2つの方式に分けられます．
> ・オプトイン方式：研究対象者から明確な同意が得られた場合に，同意とみなして研究対象とする
> ・オプトアウト方式：研究対象者から明確な拒否の申し出があった場合に，同意が得られなかったとみなして研究対象から外す

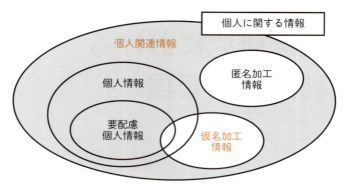

図　令和2年改正個人情報保護法
個人情報：特定の個人を識別することができる個人に関する情報
要配慮個人情報：取扱いに特に配慮を要する記述が含まれる個人情報
匿名加工情報：個人情報保護法に定める匿名加工基準を満たすように個人情報を加工した情報
仮名加工情報：他の情報と照会しない限り個人を特定できないよう加工した情報
個人関連情報：個人情報，匿名加工情報，仮名加工情報のいずれにも該当しない情報

にて管理することを「匿名化」と称していましたが，「匿名加工情報」の情報加工のレベル（本人と一切わからない程度まで加工）とは異なることから，令和4（2022）年改正後には「匿名化」の用語は用いられなくなりました．なお，「仮名加工情報」は，組織内部において別の利用目的で収集された個人情報を，本人の同意なしに別の目的でも利活用することを可能にするため，個人情報保護法施行規則の定める基準に則って，あらかじめ加工した情報を指し，前述の"いわゆる「匿名化」した"情報とは異なります．

　個人情報について一定の情報加工を行ったとしても，臨床研究において扱う情報には，病歴・診療・調剤に関する情報などの**要配慮個人情報**が含まれるため，適切な管理が求められることに変わりはありません．研究対象者から同意をとる際には，個人情報の取り扱い方法および適切な管理について，また海外へのデータ移転も含む第三者への情報提供の可能性について，十分に説明する必要があります．

（宮川慶子）

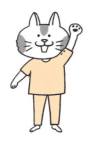

C 臨床研究における利益相反管理

次に利益相反についてみていきましょう．

学会のスライドや論文などで利益相反が記されているのをよく見ます．あれは何のために必要なんでしょうか？

研究を実施するうえで，利益相反（COI）の適正な管理は必須事項です．「COIって何？」「なぜ管理が必要？」「誰が何をするの？」を理解して，適正なCOI管理を行いましょう．

臨床研究での利益相反（COI）とは？

利益相反（COI）は，『臨床研究法における**利益相反管理**ガイダンス』[1)]において，以下のように定義されています．

利益相反（COI）：企業の研究への関与や，研究に関わる企業と研究者との間に**経済的利益関係**が存在することにより，研究で必要とされる公正かつ適正な判断が損なわれると第三者から懸念されかねない状態

例えば，研究者が研究に関係する企業の株式を保有していた場合など，社会や研究対象者から「個人的利益のために研究結果にバイアスを生じさせているのでは？」と見えるような状況です．

COIに対する懸念は，企業の関与や経済的利益の存在そのものに対するものではな

く，これらの利益の存在によって，研究の信頼性が損なわれ，研究対象者の保護がおろそかになる可能性に対するものです[1]．

臨床研究においてCOI管理がなぜ必要なのか？

疑惑を招かないようCOIは適正に管理し，放置しないことが重要です．それが研究の信頼性確保と被験者保護につながります．

過去にCOI状態が契機となり重大な研究不正や研究対象者の死亡につながった事件〔Gelsinger事件（1999年，米国）〕があり，臨床研究におけるCOI管理の規制が行われ，日本でも臨床研究の倫理指針に規定していました．しかし，2013年，日本の臨床研究の信頼性が損われた**ディオバン事件**（研究不正と研究関連企業からの多額の寄附金などのCOI非開示により関連論文撤回）[2]をきっかけにCOI管理がさらに強化された臨床研究法が2017年に制定され，法の対象となる研究でのCOI管理は義務化されました．

現代の医学系研究の進展において，産学官の協力関係は欠かせないものであり，研究機関・研究者と企業とのCOI状態は不可避的に発生します．COI状態にあること自体が問題ではありません．この状況で研究の信頼性や研究対象者の保護を確保するには，研究機関および研究者が，このCOI状態の正当性と必要性について説明でき，かつ透明性を確保するよう，COIを正しく申告・開示し，適正に管理する必要があります．COIは研究資金のみでなく個人利益や企業との関係が対象になり，研究資金が公的研究費あるいは自己資金の場合でもCOI管理は必要です．公的研究費は国費を原資とするため，研究資金が配分される研究者と当該研究にかかわる企業とのCOIについて，透明性を確保した適正な管理が求められます．

臨床研究のCOI管理は，いつ，誰が，何をどうする？

1. COI管理の対象とCOI申告事項

COI管理の対象とCOI申告事項について，『臨床研究法における利益相反管理ガイダンス』[1]を参考にまとめたものを**表**に示します．

2. COI管理に関する基準

臨床研究法や再生医療法では，COI管理基準とCOI管理計画の提出が求められます．COIを適正に管理するには，COI管理

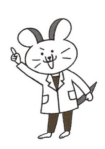

表 COI 管理の対象と COI 申告事項

COI 管理の対象 (COI 申告者)	研究に関する COI (研究代表/責任者が申告)	研究者の COI [配偶者，一親等の親族の関係も申告が必要] (研究者が申告)
・研究代表者/代表医師 ・研究責任者/責任医師 ・研究分担者/分担医師 ・統計解析責任者 ・研究実施体制において重要な役割・権限のある者 ・当該研究に関係するCOIのある者	・企業などが製造・販売する製品（薬剤・機器など）の有無 ・企業などから資金提供（契約締結が必要），物品の無償または安価な提供/貸与，役務提供 ・当該企業などに在籍しているまたは在籍していた者の関与の有無	・当該研究に関係する企業などからの個人利益（給与・講演・原稿執筆・コンサルティング・知的所有権・贈答・接遇などによる収入） ・当該企業などの役員就任や株式保有・出資，その他の関与 ・当該研究に関係する企業などからの寄附金，寄附講座への所属の有無

〔平成 29 年度日本医療研究開発機構研究費（臨床研究・治験推進研究事業）「研究規制環境の変化に対応した新たな研究倫理支援体制構築に関する研究」：臨床研究法における利益相反管理ガイダンス（平成 30 年 3 月 2 日，平成 30 年 11 月 30 日一部改訂）[1] を参考に作成〕

の基準（必要な措置を含む）や COI 委員会などの管理規定に従い，研究者の COI 状態により，当該研究での役割の限定や研究参加を控えるなどの措置を講じる必要があります．

3. COI 管理の流れ

　研究責任者/責任医師は，当該研究の COI および研究分担者などの COI 自己申告書を取りまとめ，COI 管理基準などに従って研究実施体制が適切であることを確認し，COI 委員会に研究計画書など求められる資料とともに提出して審査を受けます．COI 委員会より指導などを受けた場合は，適切な措置を講じたうえで，倫理審査委員会を受審します．COI 委員会の審査結果をふまえ，COI 開示情報，研究対象者の利益・安全性の確保も含め，倫理審査委員会の倫理的・科学的妥当性の審議において承認される必要があります．

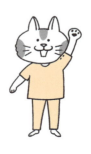

C 臨床研究における利益相反管理

多施設共同研究の一括審査の場合は，研究代表者/代表医師が参加機関の COI 管理について取りまとめて倫理審査委員会の審査を受けます．

文献

1) 平成 29 年度日本医療研究開発機構研究費（臨床研究・治験推進研究事業）「研究規制環境の変化に対応した新たな研究倫理支援体制構築に関する研究」：臨床研究法における利益相反管理ガイダンス（平成 30 年 3 月 2 日，平成 30 年 11 月 30 日一部改訂）https://www.mhlw.go.jp/content/10800000/000422858.pdf（2024 年 7 月 16 日閲覧）
2) 高血圧症治療薬の臨床研究事案に関する検討委員会：高血圧症治療薬の臨床研究事案を踏まえた対応及び再発防止策について（報告書），平成 26 年 4 月 11 日 https://www.mhlw.go.jp/stf/shingi/0000043367.html（2024 年 10 月 2 日閲覧）

（中山 忍）

Note

COI 管理のポイント

COI の管理は所属機関により行われます．①研究開始前，②COI 変更時（随時），③研究期間中（年 1 回の定期）のタイミングで COI を申告します．管理で必要なのは以下の 3 つです．

COI の申告：当該研究にかかわる企業との COI 状態について，自己申告書を COI 委員会に提出する

COI の審査：COI 委員会で審査および指導，管理措置が検討され，指導がなされた場合は適切な措置を講じる必要がある．COI 委員会での結果をふまえて倫理審査委員会で審議される

COI の開示：研究計画書および説明同意文書など，研究開始時に作成する書類に明示する，学会発表や論文投稿など，研究成果公表時に明示する（当該研究にかかわる COI 状態のみ開示でよい）

D 倫理審査

1 臨床研究と倫理審査委員会

臨床研究のなかでも，種類によって審査に必要な手続きが変わってくるんでしょうか？

堅苦しい表現ですが，適用規制で審査する委員会が変わってきます．ややこしい内容ですが，概要を紹介しましょう．詳細は表にまとめましたので，参考にしてみてください．

　ヒト由来の試料および情報を用いた研究を含む，人を対象とする**生命科学・医学系研究**（臨床研究）は，ヘルシンキ宣言に基づく倫理的原則および臨床研究に適用される各種法規制を遵守し，研究対象者の人権の保護，安全の保持および福祉の向上を図り，臨床研究の科学的な質および結果の信頼性を確保し，最終的には患者さんの治療や公衆衛生の向上に資する情報を提供するために実施されます．そのため，研究開始前に研究計画書などについて，研究者から独立した立場の倫理審査委員会で審査・承認を得なければ臨床研究を実施することはできません．日本においては，臨床研究の種類により遵守すべき法規制が異なり，該当する**倫理審査委員会**も規制ごとに違うことから，その手続きは非常に煩雑です．

　倫理審査委員会は『人を対象とする生命科学・医学系研究に関する倫理指針』（以下，倫理指針）で次のように定義されています[1]．

倫理審査委員会：研究の実施または継続の適否その他研究に関し必要な事項について，倫理的および科学的な観点から調査審議するために設置された合議制の機関

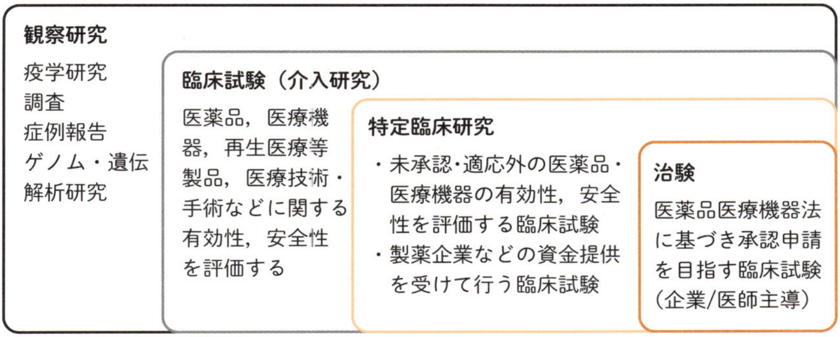

D 倫理審査 ① 臨床研究と倫理審査委員会

図1 臨床研究の分類

臨床研究の分類

　臨床研究には介入研究と非介入研究（観察研究）があり，介入研究においては図1のように詳細分類され，倫理指針では次のように定義されています[1]．

介入：研究目的で，人の健康に関する様々な事象に影響を与える要因（健康の保持増進につながる行動および医療における傷病の予防，診断または治療のための投薬，検査などを含む）の有無または程度を制御する行為（通常の診療を超える医療行為であって，研究目的で実施するものを含む）

　介入研究は，治療や予防などの方法を試験として患者さんに行って，その結果を評価する方法です．介入を伴わない観察研究は，通常診療の範囲で得られた患者さんの経過や検査結果などを収集して分析する研究方法で，横断研究，ケースコントロール研究，コホート研究が該当します[2]．

臨床研究に適用される法規制と倫理審査

　臨床研究の種類によって適用される法規制と倫理審査を行う委員会を表1に示します．
　なお，治験以外で国際共同研究を実施しようとする場合は，世界共通ガイドラインである医薬品規制調和国際会議（ICH）のICH-E6：医薬品の臨床試験の実施基準（GCP）が基本となるため，日本の適用規制とあわせて遵守が必要になります．

倫理審査委員会の受審時期・審査区分・審査方式

　倫理審査は，研究に係る業務の開始前（既存データも収集していない段階）に受審して

6

研究倫理をクリアしよう

131

表1 臨床研究と規制

分類	評価対象		適用規制	審査	方法
治験/介入研究	医薬品		医薬品GCP省令	IRB	一括審査または個別審査
	医療機器		医療機器GCP省令		
	再生医療等製品		再生医療等製品GCP省令		
介入研究	医薬品・医療機器・再生医療等製品	再生医療等製品の未承認・適応外使用	再生医療等の安全性の確保等に関する法律	SCCR CCR	一括審査
		特定臨床研究（未承認・適応外使用の医薬品・医療機器，企業資金ありの承認内使用）	臨床研究法	CRB	一括審査
		特定臨床研究以外の臨床研究（承認内使用）	臨床研究法（努力義務範囲）	CRB	一括審査
			倫理指針	REC	原則一括審査または個別審査
	手術・技術		倫理指針	REC	
観察研究			倫理指針	REC	

- GCP（Good Clinical Practice）省令：
  医薬品の臨床試験の実施の基準に関する省令，医療機器の臨床試験の実施の基準に関する省令，再生医療等製品の臨床試験の実施の基準に関する省令
- 倫理指針：人を対象とする生命科学・医学系研究に関する倫理指針
- IRB：institutional review board〔治験審査委員会（日本），臨床研究審査委員会（米国）〕
  欧州ではIEC（independent ethics committee）
- REC：research ethics committee（研究倫理審査委員会）
- CRB：certified review board（認定臨床研究審査委員会）
- SCCR：specially certified committee for regenerative medicine（特定認定再生医療等委員会）
- CCR：certified committee for regenerative medicine〔認定再生医療等委員会（第3種のみ）〕

承認を得る必要があります．また，研究開始から終了までは，表2のように倫理審査委員会での審査や報告が必要です．研究成果を発表する時期を予定している場合，その時期から逆算して初回の倫理審査時期を予定し，研究全体のスケジュールを考えるとよいと思います．

倫理審査方式には，一括審査と個別審査の2種類があります（図2）[3]．

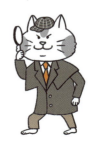

表2 受審時期と審査区分

受審時期	審査事項	審査区分
研究開始前	研究計画(研究者・研究計画書などの審査資料)について承認を得る	該当区分は規制や委員会規程に従う ✓ 委員会審査→委員との対面審査 ✓ 迅速審査 ┐ 委員長などに ✓ 簡便な審査 ┘ よる書面審査 ✓ 報告
研究実施期間中	変更審査(研究計画などの変更),実施状況/定期報告(年1回以上),重篤な有害事象/疾病など発生時の報告,不適合発生時の報告	
研究終了時	研究終了報告(研究結果の概要を含む)	

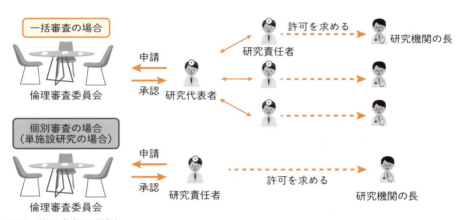

図2 倫理審査の手続き
〔医学研究等に係る倫理指針の見直しに関する合同会議タスク・フォース(第5回)(令和元年5月31日)資料3 ゲノム指針及び医学系指針の規定の適正化等について[3]より改変〕

1. 一括審査

一括審査は,多施設共同研究の審査方法(原則一括審査)で,1研究1倫理審査員会で,1つの研究計画書,1つの説明文書/情報公開文書を用いて,全参加機関の実施体制も含めて中央一括審査を受ける方式です.研究代表者は審査依頼する倫理審査委員会を選定し,当該委員会との審査委託契約を締結します.審査が一括でできるので,研究の進捗管理などは容易になりますが,審査費用がかかるため,研究資金の確保も重要です.

参加機関の研究責任者のなかから代表(研究代表者)を選出します.参加機関の研究責任者は,自機関の研究者(研究責任者,研究分担者,統計解析責任者など当該研究にかかわる者)の利益相反(COI)に関する審査や,臨床研究・倫理に関する教育・トレーニングを受けているなどの要件を満たすことを事前に確認して,研究代表者に機関固有の審査資料を提出します.研究代表者は参加機関を取りまとめて倫理審査を依頼し,審査結果および審査資料一式を参加機関に提供する対応を行います.

2. 個別審査

個別審査は，単施設の研究および多施設共同研究で一括審査で行われない研究での審査方法で，院内の倫理審査委員会で単施設の審査を受けます．院内での審査の場合，審査料が発生しないことが多く，委員会事務局とのコミュニケーションにおいても便利な場合もあり，審査依頼はしやすくなります．なお，院内の倫理審査委員会の他に，他施設の倫理審査委員会などの外部審査機関も利用可能です．その場合は，外部審査受け入れの可否や審査料などをホームページなどで確認しておくことが大切です．

臨床研究の倫理審査依頼から研究開始まで

1. 臨床研究法下の臨床研究

臨床研究法では，図2 の研究代表/責任者を研究代表/責任医師に置き換えます．

認定臨床研究審査委員会（CRB）審査依頼は統一書式[4]を，COI 様式は『臨床研究法における利益相反管理ガイダンス』[5]様式を使用します．多施設共同研究では，研究代表医師が研究に参加する実施医療機関の固有資料（表3）[4〜6]を取りまとめ，CRB 審査（一括審査）を依頼します（図3）．単施設の研究では，研究代表医師を研究責任医師に置き換えます．研究代表医師は CRB 審査結果および CRB で承認された審査資料一式を参加機関の研究責任医師に提供し，参加機関での研究の実施許可を確認のうえ，**臨床研究等提出・公開システム**（jRCT）初回公開後に研究を開始します（機関長許可取得機関のみ）．

> **Note**
>
> ### 臨床研究の開始日＝jRCT 公開日
>
> CRB 承認・機関長許可取得後，研究代表医師が jRCT より実施計画を厚生労働大臣に提出し，jRCT で公表されたら研究が開始できます．
>
> **文献**
>
> 臨床研究等提出・公開システム（jRCT） https://jrct.niph.go.jp/（2024 年 8 月 13 日閲覧）

表3 審査依頼/報告の統一書式と審査資料一覧

統一書式[4]	審査資料	
書式1　研究分担医師リスト 書式2　新規審査依頼書 書式3　変更審査依頼書 書式5　定期報告書 書式7　重大な不適合報告書 書式8　医薬品の疾病等報告書 書式9　医療機器の疾病等又は不具合報告書 書式10　再生医療等製品の疾病等又は不具合報告書 書式11　中止通知書 書式12　終了通知書 書式14　軽微変更通知書 詳細記載用書式（書式8〜10共通） 参考書式2　実施医療機関の要件	（共通資料） ・実施計画（省令様式[6]第一） ・研究計画書（PRT） ・説明同意文書（補償を含む）（ICF） ・医薬品などの概要を記載した書類（医薬品などの添付文書など） ・疾病などが発生した場合の手順書[#1] ・モニタリングの手順書[#1] ・監査の手順書[#2] ・統計解析計画書[#2] ・COI様式*A　利益相反管理基準	（実施医療機関固有資料） ・研究分担医師リスト ・COI様式*E　利益相反管理計画 ・実施医療機関の要件（各機関確認シート）

[#1] PRTに含まれる場合は不要　　[#2] 作成した場合のみ
COI様式*：『臨床研究法における利益相反管理ガイダンス』[5] 様式

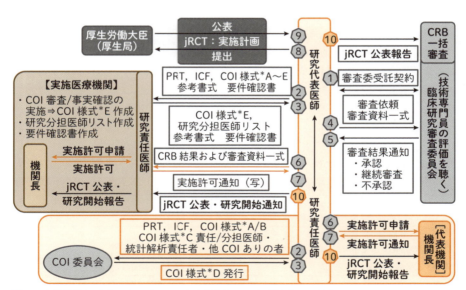

図3　多施設共同研究におけるCRB審査依頼から研究開始までの流れ

CRB：認定臨床研究審査委員会，jRCT：臨床研究等提出・公開システム，COI：利益相反，PRT：研究計画書，ICF：説明同意文書
COI様式*：『臨床研究法における利益相反管理ガイダンス』[5] 様式
　　　　様式A：利益相反管理基準，様式B：関係企業等報告書，様式C：研究者利益相反自己申告書，
　　　　様式D：利益相反状況確認報告書，様式E：利益相反管理計画

CRB 審査は，技術専門員（疾病領域専門家・生物統計家・臨床薬理学専門家など）より当該研究の評価を聴いたうえで，研究代表医師からの説明と質疑応答をふまえて審議されます．

2. 倫理指針下の臨床研究

　倫理審査委員会への審査依頼においては，臨床研究法での対応と異なり統一書式はなく，各委員会で規定された様式を使用し，COI 審査も自機関の書式を使用します．倫理審査方式には，①一括審査，②一括審査（一部の機関）と個別審査の混合型，③個別審査のみ，の 3 パターンがあります．また，研究の開始は通常，倫理審査での承認を経て，機関の長より実施許可を受けた後に可能となります．ただし，介入研究においては，当該研究の臨床試験登録〔jRCT や大学病院医療情報ネットワーク（UMIN）などへの登録〕も済んでいなければならないことにご留意ください（表 4）．

　一括審査を受ける場合は，研究代表者は審査を依頼する倫理委員会の審査様式および委員会規程を入手して，参加機関の研究責任者に必要な様式の作成を依頼します．研究責任者は，当該研究にかかわる者（研究責任者，研究分担者，統計解析責任者など）の COI の審査や，臨床研究・倫理に関する教育・トレーニングの受講などの要件を満たしていることを，審査依頼前に確認する必要があります．一括審査で承認後，研究代表者は審査結果通知と審査資料一式を参加機関の研究責任者に提供し，機関の長の実施許可を取得するよう依頼します．

表 4　臨床試験登録サイトの例

	臨床試験登録サイト	URL
国内	UMIN 臨床試験登録システム（UMIN Clinical Trials Registry：UMIN-CTR）	https://www.umin.ac.jp/ctr/index-j.htm
	臨床研究等提出・公開システム（Japan Registry of Clinical Trials：jRCT）	https://jrct.niph.go.jp/
海外	ClinicalTrials.gov	https://clinicaltrials.gov/

表 5　倫理指針下の臨床研究における審査資料（表 3 と異なる資料）

審査資料	
（共通資料）	（実施医療機関固有資料）
（追加）　・情報公開文書	（院内書式）・COI 自己申告書
（削除）　・統計解析計画書	

D 倫理審査 ① 臨床研究と倫理審査委員会

　一括審査から開始までの流れは図3を参考にしてください（ただし，厚生労働大臣への提出は不要）．また，審査資料のうち，臨床研究法下の臨床研究と異なる点を表5に記します．

　多施設共同研究でも諸事情により各研究機関で個別審査を受ける場合は，研究責任者は研究代表者より研究計画書などの審査資料一式を入手して審査を受けます．委員会より審査資料に対して修正などが指摘された際に，多施設共同研究では共通記載とする部分への修正は難しいことがあるため，研究代表者と相談して対応を決定します．

　倫理指針下の臨床研究の臨床研究における**インフォームド・コンセント**の手続きは，研究類型や扱うデータ・試料により異なります（**表6**）[7]．

表6　研究類型に応じたインフォームド・コンセント

	侵襲あり（軽微な侵襲を除く）	軽微な侵襲	侵襲なし
介入研究	投薬・治療医療機器・手術など 同意◎（文書） 審査○（本審査） 登録○ 補償○（一部保険加入） 有害事象◎（重篤未知の場合に厚生労働大臣報告） モニタリング・監査など○	（採血などを伴う検査などの臨床試験） 同意◎（文書） 審査○（本審査） 登録○ 補償△（有無の記載） 有害事象○ モニタリング・監査など×	食品・運動負荷・保健指導など 同意○（口頭＋記録可） 審査○（本審査） 登録○ 補償× 有害事象× モニタリング・監査など×
観察研究①生体試料あり	採血量が多い場合や髄液採取，CT・PETなどによる検査 同意◎（文書） 審査○（本審査） 登録× 補償△（有無の記載） 有害事象○ モニタリング・監査など×	少量の採血や被曝・MRIなど 同意◎（文書） 審査△（迅速審査） 登録× 補償△（有無の記載） 有害事象○ モニタリング・監査など×	尿・唾液などの採取（残余検体の二次利用も同じ） 同意○（口頭＋記録可） 審査△（迅速審査） 登録× 補償× 有害事象× モニタリング・監査など×
観察研究②生体試料なし	（CT・PETなどによる検査のみ） 同上	（精神的苦痛を伴うアンケートなど） 同上	通常のアンケートやインタビューなど（診療情報の二次利用も同じ） 同意△（オプトアウト可） 審査△（迅速審査） 登録× 補償× 有害事象× モニタリング・監査など×

有害事象対応の違い
・重篤未知の場合に厚生労働大臣報告：◎のみ
・研究計画書に対応を予め記載：◎と○
・生じた場合に研究チーム・施設内で情報共有：◎と○

（ポケット資料集製作委員会：倫理指針のポイント．臨床研究ポケット資料集2023年版．パルクールランド，2023：188[7]）

表7　臨床研究にかかわる機関の役割と対応

分類		機関の役割[1]	
研究機関		研究が実施される機関．ただし，試料・情報の保管，統計処理，その他の研究に関する業務の一部についてのみ委託を受けて行われる場合を除く	
共同研究機関		研究計画書に基づいて共同して研究が実施される研究機関（当該研究のために研究対象者から新たに試料・情報を取得し，他の研究機関に提供を行う研究機関を含む）	
試料・情報の収集・提供を行う機関		研究機関のうち，試料・情報を研究対象者から取得し，または他の機関から提供を受けて保管し，反復継続して他の研究機関に提供を行う業務（収集・提供）を実施するもの	
研究機関以外	研究協力機関	研究計画書に基づいて研究が実施される研究機関以外であって，当該研究のために研究対象者から新たに試料・情報を取得し〔侵襲（軽微な侵襲を除く）を伴う試料の取得は除く〕，研究機関に提供のみを行う機関	
	試料・情報の提供のみ行う者	研究計画書に基づいて研究が実施される研究機関以外であって，当該研究のために研究対象者の既存の試料・情報のみを研究機関に提供するもの	

　介入研究の場合，あるいは研究のために新たに試料を得る研究の場合は，説明文書による文書同意が必須となり，審査区分は委員会審査（対面審査）になります．

　非介入研究で，かつ，すでに診療などにて取得したデータおよび試料の残余分を使用する研究においては，オプトアウト方式（情報公開したうえで，対象者からの拒否の機会を設ける）とする場合には，迅速審査を可能としている倫理審査委員会も少なくありません．

　研究の種類によって審査区分が異なり，審査にかかる期間も異なってくるため，予定している研究期間，学会発表あるいは学会抄録登録の時期などを考えて，倫理審査の申請を早めに進めておくことをおすすめします．

研究実施体制を考える！研究にかかわる各機関の役割が重要

　研究における機関の役割には，研究を実施する「研究機関」と，研究機関以外の「研究協力機関」と「試料・情報の収集・提供を行う機関」があります．臨床研究を効率的に実施するには，研究の業務を適切に分担し，協力機関に適した役割を委託することが重要です（表7）．

　また，自機関および参加機関が学術研究機関か否かを確認し，実施する臨床研究が，個

倫理審査	機関長許可	インフォームド・コンセント	
		実施の有無	方法
必要	要	実施	介入/観察の別，侵襲・試料収集・他機関提供の有無などをふまえて研究内容に適した方法を以下より選択 ●文書同意 ●口頭同意 　（説明と同意の記録作成要） ●適切な同意 ●オプトアウト 　（拒否の機会） ●上記手続きを不要とする場合は，その理由（匿名加工情報の提供など）が適切であることを確認の上，研究計画書にその旨を明記して倫理審査の承認を得ること
必要	要	実施	:::
必要	要	実施	:::
・研究協力機関の審査は不要 ・研究計画書に研究協力機関の記載が必要	要否は自機関の規定に従う	研究機関が実施（研究協力機関は不可）	:::
・要否は提供内容により自機関規定に従う ・研究計画書に研究協力機関の記載が必要	報告または許可が必要	実施	:::

人情報保護法に規定される学術研究例外や公衆衛生例外の適用か，あるいはそれ以外かを判断のうえ，当該研究におけるインフォームド・コンセントの適切な方法を決定します．

　ここでは，研究開始までを中心に説明しましたが，研究実施中から終了までの期間にも，変更審査，定期報告，重篤な有害事象/疾病等報告，重大な不適合報告，終了報告など様々な審査や報告の手続きが必要になります．審査依頼の流れは同じような対応になりますので，研究開始後においては，表2などを参考に，各審査事項に該当する様式を作成して，必要な倫理審査を受けることになります．

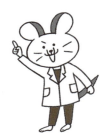

📖 文献

1) 人を対象とする生命科学・医学系研究に関する倫理指針（令和5年3月27日一部改正） https://www.mhlw.go.jp/content/001077424.pdf（2024年8月13日閲覧）
2) 厚生労働省 eJIM：人に対する研究の種類を知ろう　https://www.ejim.ncgg.go.jp/public/hint2/c02.html（2024年8月13日閲覧）
3) 医学研究等に係る倫理指針の見直しに関する合同会議タスク・フォース（第5回）（令和元年5月31日）資料3　ゲノム指針及び医学系指針の規定の適正化等について　https://www.mhlw.go.jp/content/10601000/000561720.pdf（2024年8月13日閲覧）
4) 厚生労働省医政局研究開発振興課：臨床研究法の統一書式について（令和2年12月25日）　https://www.mhlw.go.jp/content/10800000/000714065.pdf（2024年10月4日閲覧）
5) 平成29年度日本医療研究開発機構研究費（臨床研究・治験推進研究事業）「研究規制環境の変化に対応した新たな研究倫理支援体制構築に関する研究」：臨床研究法における利益相反管理ガイダンス（平成30年3月2日，平成30年11月30日一部改訂）　https://www.mhlw.go.jp/content/10800000/000422858.pdf（2024年8月13日閲覧）
6) 再生医療等の安全性の確保等に関する法律施行規則及び臨床研究法施行規則の一部を改正する省令（令和4年厚生労働省令第47号）　https://www.mhlw.go.jp/content/10800000/000923388.pdf（2024年10月4日閲覧）
7) ポケット資料集製作委員会：倫理指針のポイント．臨床研究ポケット資料集 2023年版．パルクールランド，2023：188

（中山　忍，宮川慶子）

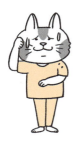

第6章 研究倫理をクリアしよう

D 倫理審査
2 医師主導治験と治験審査委員会

ここで少しレベルを上げて，医師主導治験の倫理審査についてみていきましょう．

製薬企業ではなく，医師が主導する治験のことですよね．

はい，そのとおりです．この場合，通常の治験やその他の臨床研究とは審査する組織や手続きが違ってくるため，ここで少しみておきましょう．

　ひと昔前であれば治験といえばおもに企業治験を指していましたが，今では**医師主導治験**も盛んに行われています．しかし，企業治験と医師主導治験の違いについてきっちりと理解している人は意外と少ないです．「企業治験をやったことがあるから医師主導治験もやれる」と思うと本当に大変な思いをします．今回は「企業治験の経験はあるけど，医師主導治験ははじめて」という方に向けて，その違いと注意点を紹介していきます．

医師主導治験とは？

　医師主導治験とは，その名のとおり，医師が自ら主導して計画し，実施する治験をいいます．言葉でいうと非常に簡単なように聞こえますが，治験の全期間を通して，企業

治験開始前	治験実施中	治験終了	承認申請準備
治験計画届書提出 治験審査委員会審議・承認 治験保険加入 治験戦略相談 薬事戦略相談 治験実施計画書等作成 SOP作成 治験実施体制構築 資金調達	モニタリング対応 治験審査委員会継続審査等 安全性情報の入手・提供 症例登録開始 スタートアップミーティング 治験薬・治験機器搬入	治験終了届書提出 監査 治験終了報告 治験薬回収 症例報告書回収	適合性書面調査 GCP実地調査 申請資料作成 総括報告書 統計解析

図 医師主導治験の流れ
SOP：標準業務手順書，GCP：医薬品の臨床試験の実施基準

が行うすべての業務を医師が担当する必要があり，かなり大変なお仕事になります．その業務は非常に多岐にわたります（図）．

このように，非常に手間暇のかかる医師主導治験ですが，なぜ実施する必要があるのでしょうか？

医師主導治験の実施の意義

医師主導治験は，企業治験と守備範囲が大きく異なります．製薬企業は慈善団体ではなく，営利目的で事業を行っているため，利益を追求する必要があります．そのため，一般的に収益性を念頭においた開発戦略が練られています．膨大なコストがかかる大規模な治験でも，開発成功後の収益回収が見込まれていれば，惜しむことなく莫大な予算を投じて治験が実施されますが，希少疾病などの患者数が少ない疾患では，収益性の問題から開発されない場合があります．

また，同様の理由から小児対象治験が実施されておらず，大人では使用できるのに小児では適応がなく，使用できない医薬品はたくさんあります．そうした場合，患者（もしくは患者家族）からのニーズは非常に高いが，開発が全く進まないということ

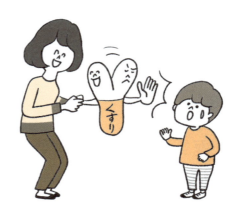

になります．そこで，企業治験の条件には合致しないが，開発のニーズが高い治療について，企業に代わり医師が医師主導治験を実施しています．このように，医師主導治験は企業治験とは明確にすみ分けがなされており，ニーズの高い新しい治療法や医療技術の開発において非常に重要な役割を果たしています．

医師主導治験と企業治験との違い

医師主導治験と企業治験を実施するときに，手順の違いで戸惑う場合がよくあります．以下に"よくひっかかる"ポイントを列記します．
① 治験計画届出書（治験届）提出は，**治験審査委員会（IRB）承認の"後"**
② モニタリング・監査は IRB の審査が必要
③ 被験者負担軽減費は支払わないこともある
④ 保険外併用療養費の給付範囲に違いがある

1．治験届提出は，治験審査委員会（IRB）承認の"後"

治験の準備段階で最も大きく異なる点としては治験届提出の時期と IRB 承認の順番です．企業治験の場合は，厚生労働大臣へ治験届を提出した後に，医療機関の IRB で審査・承認をするという流れになりますが，医師主導治験の場合は IRB で承認を得た後に治験届の提出となり，順序が逆転します．治験届提出後から医薬品医療機器総合機構（PMDA）の審査となりますので，医師主導治験開始には時間的ゆとりをもたせておくことが大切です．

2．モニタリング・監査は IRB の審査が必要

治験におけるモニタリング・監査は，治験の品質管理と品質保証のために非常に重要ですが，医療機関におけるモニタリング・監査実施後の報告書の取り扱いに違いがあります．企業治験においてモニタリング・監査報告書は外部に提出されることはなく，治験依頼者によって保管されます．それに対して医師主導治験の場合は，モニタリング・監査報告書は，医療機関に提出され，IRB による審査が必要です．また，PMDA による医薬品の臨床試験の実施基準（GCP）実地調査にて，治験終了報告後に提出されるモニタリング・監査報告書も IRB による審査をすべきであると指摘を受けたことがあります．忘れがちなポイントとなりますので注意しましょう．

3. 被験者負担軽減費は支払わないこともある

　企業治験においては，それぞれの医療機関の規則に基づいて**被験者負担軽減費**が支払われます．一般的に 7,000〜10,000 円を被験者の来院ごとに支払うケースが多いかと思います．しかし，医師主導治験においては限られた研究費から支払うことになるため，来院頻度が高い治験実施計画である場合は，支払うこと自体が不可能なケースがあります．そのため，支払わないという選択が IRB に認められれば支払わないことも可能となります．ただし，ただ支払わないということではなく，代わりに，可能な限り治験期間中の被験者の負担を軽減する方法を考えておく必要があります．

4. 保険外併用療養費の給付範囲に違いがある

　一連の診療中に保険診療と保険外診療が混在することを混合診療といいますが，混合診療は全額患者負担となります．しかし，厚生労働大臣が認めた場合に限り，保険外診療の併用が認められ，この制度を「**保険外併用療養費制度**」といいます．治験はこの制度の対象であり，企業治験においては治験実施期間における「すべての検査・画像診断料」「被験薬の予定される効能・効果と同様の効能・効果を有する医薬品（同種同効薬）の投薬および注射に係る費用」「治験薬」は，全額治験依頼者の負担となりますが，それ以外は保険給付が認められます．

　医師主導治験において，以前は同種同効薬（投薬・注射）の費用は保険外併用療養費の支給対象外でしたが，平成 28（2016）年 4 月より支給対象となったため，「治験薬」のみ全額研究者負担が必要ですが，それ以外はすべて保険給付が認められます．

医師主導治験と倫理審査

　医師主導治験も企業治験と同様，治験開始時には科学的・倫理的観点から IRB による審査が行われます．治験実施計画書（プロトコル）の科学的・倫理的妥当性，説明文書，同意文書，データの収集と保管，被験者のプライバシー保護，被験者への支払いに関する資料，費用に関する資料などを審査し，被験者の安全性と権利が適切に保護されているか確認します．また，企業治験とは異なり，モニタリングや監査に関する手順，治験薬の管理手順についても審査対象になります．

　このように非常に多くの項目について確認されますが，このなかで特に IRB が注視するのは，直接被験者に影響がある部分，つまり，説明文書，同意文書によるインフォームド・コン

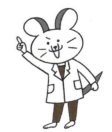

セントです．単に「てにをは」を確認して，重箱の隅をつつくような審査を目的にするのではなく，被験者が治験の目的，方法，リスク・ベネフィットを理解し，自らの意思で研究に参加することを決定するための情報提供が十分に可能かどうかについて重点的に確認します．

　IRB委員と治験責任医師は互いに意見を共有し，時には衝突（よい意味で）させながら，倫理的・科学的に妥当な落とし所を見つけていきます．その結果として，当初提出された資料から治験責任医師に対して，必要な修正を求めることがあります．治験責任医師はこれに真摯な姿勢で応じて，研究計画や説明文書を適切に修正し，再度提出します．このようなプロセスを経て，治験が倫理的かつ科学的に妥当なものであることが保証されます．

　治験が開始された後も，研究計画の変更，安全性情報，研究の進行状況およびモニタリングや結果の審査を行い，治験の継続に問題がないかが常に確認されます．治験中に予期せぬ問題が発生した場合，IRBは迅速に対応し，治験の中止・中断を含めた必要な判断を行います．

　このように医師主導治験とIRBにおける倫理審査の仕組みは，治験の品質と倫理性を確保するために不可欠です．治験責任医師とIRBは，緊密な協力関係のもと，被験者の安全性と権利を最優先に考えながら，科学的な成果を追求し，医療の進歩と福祉の向上に貢献する使命を共有しているといえます．

（平島　学）

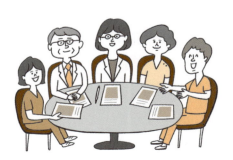

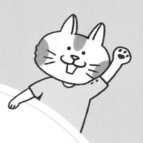

第 7 章

論文を書こう

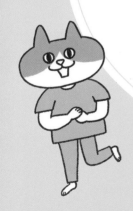
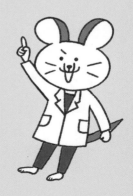

第7章 論文を書こう

A 得られたデータから結果をまとめる

研究で得られたデータはどのようにまとめたらいいんでしょうか？

まずデータの整理は必要ですね．これからどのようにこのデータを利用するのかということを考えて整理しておくことが重要です．ここではデータの整理の仕方，その後の解析方法についてみていきましょう．

統計解析はデータをまとめ，解釈しやすくする手伝いをしてくれます．羅列されたデータを，数値，図や表として理解しやすいかたちでまとめることができます．まとめられた結果の主な意味は，どのようなデータを収集するかという計画段階で決まっています．最初の段階，つまり研究計画書（プロトコル）が重要です．ここでは計画の立て方についてはふれませんので，ぜひ第4章-A．研究計画書はどうつくるの？（p.82）をご参照ください．

ここでは，まず得られたデータを統計解析しやすいかたちにまとめる方法を学び，その後，データ解析に有用な，代表的なグラフの利用方法について学びます．

データをまとめる際のポイント

得られた情報をどのようなデータとして整理すればスムーズな統計処理ができるのでしょうか．解析のためにデータを集計しやすいかたちにまとめるのはとても大事なポイントです．臨床研究ではデータマネージャー（DM）という職種があります．データをマネジメントすることは，実は専門性が高く奥が深いのです．統計解析の知

識があってもデータの収集次第では解析できないこともあります．データを上手く集めるということはある種のスキルです．1つだけすぐに意識できることをお伝えするなら，得られた情報をフリー記載やコメントなどの文章として整理するのは，可能な限り避けましょう．症例数が少ない場合は記載内容を読んで検討できるかもしれません．しかし，数十例，数百例になると1つ1つの文章を読んで傾向をみるのはとても大変なことに感じます．

多くの方が，解析にソフトウェアを利用されると思います．その場合，**アナリシスレ**

 論文を作成したいです．どのようにまとめたらよいのでしょうか？

 論文作成に役立つガイドラインがありますので紹介します．
- 観察研究：『疫学における観察研究の報告の強化（STROBE 声明）：観察研究の報告に関するガイドライン』（STROBE）
- 介入研究でランダム化比較試験：『CONSORT 2010 声明 ランダム化並行群間比較試験報告のための最新版ガイドライン』（CONSORT）

CONSORT はランダム化比較試験のガイドラインですが，そうでない場合も参考になると思います．どちらのガイドラインにも論文に記載する項目のチェックリストがあります〔第2章-A．研究デザインにはどんなものがあるの？（p.16）参照〕．STROBE も CONSORT も統計解析だけでなく，全体的な報告についてのガイドラインとなっています．ぜひ一読いただき，皆さんの論文作成などの参考にしていただきたいです．

論文では研究の目的が何か，結果はどうだったかを明確に記載することを心掛けてみてください．ご自身でも先行研究の論文を読んでいて，「これは読みやすい・理解しやすいなあ」とか，もしくは「難解な文章だなあ」などと感じた経験があるのではないでしょうか．何が目的で実施して，どのような結果が得られたか，読み手のことを考えて記載できるとよいかもしれません．

 文献

- 上岡洋晴，他（訳）：疫学における観察研究の報告の強化（STROBE 声明）：観察研究の報告に関するガイドライン．中山健夫，他（編著）：臨床研究と疫学研究のための国際ルール集．ライフサイエンス出版，2008：202-209
- 津谷喜一郎，他（訳）：CONSORT 2010 声明 ランダム化並行群間比較試験報告のための最新版ガイドライン．薬理と治療 2010；38：939-949

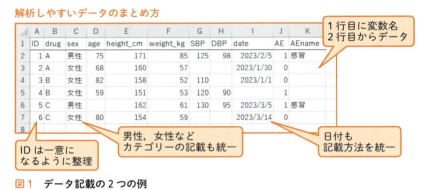

図1 データ記載の2つの例

ディなデータで整理できれば解析時の作業が楽になります．アナリシスレディとはanalysis ready dataのことで，解析作業が実施しやすいデータのかたちということになります．第4章-B. 研究のプロセスを支援するもの（p. 93）で紹介されているClinical Data Interchange Standards Consortium（CDISC）のStudy Data Tabulation Model（SDTM）やAnalysis Data Model（ADaM）はアナリシスレディなデータ構造になっています．CDISCの標準的な概念を取り入れた構造でデータをまとめることができれば素晴らしいですが，臨床研究の経験が少ない頃にCDSICを考慮するのはハードルが高いと思います．

ここでは，Excelを利用してデータをまとめる場合を想定し，いくつか解析しやすいデータになるようなコツを記載します．図1の2つの例の違いを参照しながら読んでください．

1. 1行目は変数名にする

　変数名というと聞きなれない言葉かもしれません．変数名とは，どういったデータかわかるラベル（項目名または名前）のようなものだと思ってください．1行目はその変数名にしましょう．統計解析のソフトウェアの多くは，1行目をデータそのものでなく変数名として処理することが多いです．そして，変数名を決める際にも注意があります．スペースや特殊文字（「＆」「％」「！」といったもの）を避けましょう．ソフトウェアによっては読み込めなかったり，勝手に他の文字に置き換えてしまいます．ソフトウェアによるデータ読み込み時のエラーを回避したいなら，半角英数字のみで変数名を作成するのが一番です．ソフトウェアのエラーメッセージ対応で作業が進まないのはストレスになりますからね．

2. 2行目以降にデータを入力する

　データは2行目以降に入力していきます．

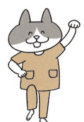

3. 半角と全角を混在させないようにする

　ソフトウェアは半角と全角は違うものだと認識します．手間かもしれませんが，入力時に全角と半角を意識せずに混在させると後で苦労します．後から整理する際には，数字やアルファベットも半角と全角の見分けがつきにくいのですが，スペースにも全角と半角があり，これはさらに見分けにくいです．そこでエラーが出て，何が原因か気づくのに一苦労するということが実際にあるのです．データの途中でスペースを使用しないというのも1つのコツです．

4. 単位を統一する，データの中に単位をつけない

　検査値のデータの単位は統一し，セルの中に単位を記載しないようにします．数字だけを記載しましょう．その理由は，検査値が数字でも，単位という文字が混在することで，ソフトウェアが読み込んだ際に文字データだと認識されるからです．平均や中央値など，計算することも多いと思いますが，文字データと認識するとソフトウェアは計算することができません．「あれ？　数字なのに計算してくれない」となり，全部数字のみに入力し直すといった手間がかかってしまいます．

5. 空行をつくらない

　データの中に空行がある場合，ソフトウェアによって対応が異なりますが，よいことはありません．

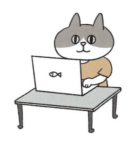

6. セルの中に改行を入れない

　セルの中に改行があるとデータを上手く読み込みできないソフトウェアもあります．改行は避けましょう．

7. セル結合はしない

　改行と同じでセル結合があると上手く読み込みできません．

8. 1つのセルには1つの情報

　1つのセルにたくさんの情報を詰め込まないようにします．列を増やしてかまわないので最小単位の情報データに分割しましょう．

9. フリーテキストはできるだけ避ける，カテゴリーにして選択式で入力する

　最初のほうにも記載しましたが，可能な限りフリーな記述は避けましょう．文章として取得したい情報は，選択肢にできないか検討してみてください．「その他」の選択肢が残ってもよいです．ある質問に対する自由記載の回答を入力するより，できる限り選択肢から選んで回答させ，それでも残った「その他」の場合のみフリーテキストで記載するほうが解析はしやすくなります．

10. 慣れないうちは1症例につき1行のデータでまとめてみる

　慣れないうちは1症例を1行に入力するのがデータとしてまとめやすいと思います．解析項目の量や解析手法によっては1症例につき1行ではなく，1症例のデータを解析する時点や解析項目ごとに分け，複数行のデータにするほうがよいこともあります．しかし，はじめての場合は複雑にせず，1症例1行でまとめて実施してみるとわかりやすいのではないかと思います．

11. セキュリティも重要

　データのまとめ方の話ではありませんが，データのセキュリティは大事なことです．データはしっかり管理してください．解析用のデータには患者さんの個人情報は記載せず，固有の番号やIDなどで管理するようにしましょう．番号やIDは研究でしか利用しないものをつけましょう．カルテ番号を利用してはいけません．

　解析担当者が別にいて，その方にデータを渡す場合は，解析に利用しない個人情報は削除して渡すようにしましょう．

解析のポイント

　プロトコルで規定した解析を実施しましょう．

　検証的試験の場合，プロトコルで定められた仮説を評価するため，計画された統計解析を実施します．最初に述べたように計画段階で何ができるかは決まっています．

　探索的試験の場合もプロトコルで目的は定まっているはずです．ただし，必ずしも仮説の検定のみでないことも多いと思います．探索的に取得されたデータを検討して調査したり，その結論を次の研究につなげたりします．

　探索的に実施する場合にグラフは有用なツールになります（もちろんグラフは検証的な研究でも有用です）．

　例数が少なければ1例ずつ取得されたデータをじっくり眺めて解釈することもできますが，例数が多いとなかなかそうはいきません．統計といえば P 値がまず浮かぶ方も

Q 結果が予想したようなよい結果ではありませんでした．論文化できないのでしょうか？

A そんなことはありません．ぜひ論文化していただきたいと思います．結果がネガティブだったとしても，得られた知見があり，考察できることがあると思います．
　また，主要評価項目の結果が予測したようなものではなく，副次評価項目の結果が期待どおりだった場合でも，論文では副次評価項目の結果ばかりを考察したりせず，研究計画書どおり，主に主要評価項目の結果について述べるようにしましょう．

多いと思いますが，P値はたくさんのデータが1つの値に集約されたものです．いいかえると，1つの値にしているから情報量が減っているともいえます．

グラフは利用の仕方でデータ全体を把握することができます．P値だけみるよりも多くの傾向を把握することができるかもしれません．

いくつか代表的なグラフを紹介しますので，データをまとめる時にぜひグラフを活用

統計解析を自分で実施するにはどうしたらよいですか？

データ量が少ない場合は手作業で実施できないこともありませんが，集計や統計の計算を手作業でするのは大変ですので，統計解析のソフトウェアを利用しましょう．

アカデミアに在籍していて統計の専門ソフトウェアを無料で利用できる環境や教育があればよいですが，そうでないこともありますね．ここではご自身で無料で解析できる方法を2つ紹介します．

1つはExcelを利用する方法です．ご自身のパソコンでWord・Excelをお使いの方は多いと思います．Excelには統計に関する関数がある程度組み込まれています．統計の関数を利用するには，Excelを利用した統計手法を学ぶ必要がありますが，Excelを使用すればグラフも描けますし，ピボットテーブルでは簡単に集計もできます．「統計処理を実施したいけれど何もツールがない」「ITにも強くないので新しくソフトウェアをインストールしたりするのは難しそうだ」という方でもExcelを普段利用しているなら利用できる幅を広げてみるつもりで試してみるのはいかがでしょうか．

もう1つはRです．統計解析のフリーソフトウェアとして有名です．ただし，Rをインストールして利用するのは，ITに強かったり，プログラミングの経験があればよいのですが，そうでなければハードルが高いでしょう．そこで，Rをベースに簡単にデータ解析ができるフリーソフトウェアとして **EZR**（Easy R）があります．開発された神田先生の書籍を1冊ご紹介します．

『EZRでやさしく学ぶ統計学―EBMの実践から臨床研究まで』神田 善伸（著）

この書籍には多くの統計解析の事例や解析方法が記載されています．実際に使ってみて学んでいくというのがよいと思います．

 文 献

神田善伸：EZRでやさしく学ぶ統計学―EBMの実践から臨床研究まで 改訂3版，中外医学社，2020

154

して検討してみてください．適切に利用できればデータ解析にとても有効です．

1. ヒストグラム

1）ヒストグラムの利用方法──分布をみる

ヒストグラムはデータ量が多い場合に有用です．データがどんな分布をしているのか，ざっと全体がわかります．分布をみるというのは，形をみるということです．例えば，山が1つにみえてそれは対称なデータなのか，右のほうに裾をひくような形なのか，非対称的なものか，それとも二峰性（山が2つ）なのか，山はなく平らな感じなのか，というようなことです．

グラフにする前は1つ山のデータだろうと思っていたものが，実際は2つの山だったということは実際あるのです．データが最も多く集まっているのはどこなのか，想像していたより最大と最小の範囲が大きいなど，グラフから読み取れることは多くあります．

データの分布を知ることは非常に重要です．分布によっては平均値を示すことがよくない場合もあります．平均の意味がない事例としてよく登場するのは年収です．例えば，日本人の平均年収が約450万円とすると，多くの人が450万円の年収だと想像しが

自分で解析する際の注意点はありますか？

紹介したExcelやEZRも含めて，データを入力し，統計解析のソフトウェアを利用すれば様々な結果を出力してくれます．しかし，統計の利用方法がわからないままでも何か操作して結果が表示されるということがあります．これは誤用です．入力されたデータに対して指示された統計手法で計算できたのでその計算結果を示しているだけであって，正しい統計手法が用いられているかはソフトウェアには判断できません．

ご自身でわからない操作をして，ソフトウェアが何か計算して結果が出た場合は，「適切な利用でない」「いい加減な結果である」と思ってください．結果が表示されたからと信じてしまうのはNGです．

適切な統計手法かどうかを判断して利用するには，学ぶことが避けられません．

どうか，「よくわからないけど*P*値と信頼区間が出たからこれでよい」と思わないでください．その結果には意味がありません．

ちですが，そうではありません．一部の高額な年収の層により平均が引き上げられるからです．ヒストグラムにすると右に裾を引く分布になり，その右裾である高額な年収の影響により平均の意味が想像するものと変わってしまいます．

また，データの分布により適応できる統計解析の手法が異なります．ここでは統計解析の手法については述べませんが，正しく解析するにはデータの分布を知っておく必要があります．

2）ヒストグラムの作成方法

ヒストグラムは，慣習的には変数の各値または階級を横軸に，度数を縦軸にして作成します．

階級とは，範囲を決めてデータを分けたものです．度数とは，その変数で取得されたデータの数です．データの数をカウントする計数でなく，割合つまりパーセントで示すことも多いです．

例えば，変数が身長の場合，100人のデータがあれば，度数が100人，身長を5cm単位で階級にするというような設定もできます（図2）．

階級をどう設定するかという疑問がありますよね．こうすべきだというルールはありません．自分で階級幅を調整して，分布をみながら特徴がとらえやすいところを探索するしかありません．ソフトウェアを利用して解析する場合は，デフォルトで設定された階級幅で出力されますが，階級の設定を変える機能がありますので，いろいろ試して調整してみてください．

また，ヒストグラムは1群ずつ作成しましょう．2群のデータがある場合，2次元で重ねて作図すると見づらくなる可能性が高いため，おすすめしません．

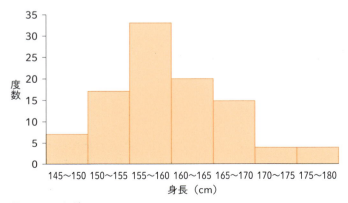

図2　ヒストグラム

2. 箱ひげ図

1) 箱ひげ図の概要

箱ひげ図は四分位数を利用して箱を描いたグラフです．四分位数とはデータを小さいほうから順番に並べて25％（第1四分位），50％（第2四分位，中央値），75％（第3四分位）と分けた場合の値のことです．

箱から出ているひげの部分は，外れ値を除いた最大値と最小値の位置を示しています（図3）．外れ値をどう決めるかという定義は1つではありません．ソフトウェアによってデフォルトの設定が異なります．外れ値の決め方の1つの例として，箱の両端から1.5×（箱の幅）の域から出ているものを外れ値とする設定があります．

2) 箱ひげ図の利用方法─分布をみる

箱ひげ図からもデータの分布を読み取ることができます．箱の中の線の中央値の位置をみることでデータの偏りがみえます．図3の例であれば，左の箱ひげ図の中央値が箱の上のほうに寄っています．値が高いほうにデータが多く存在することが予想できます．右の箱ひげ図は箱の真ん中に中央値があり，この線から箱の上下までは同程度のデータがあることがわかります．どちらの箱ひげ図も外れ値がありますので，そのデータを確認する必要があります．

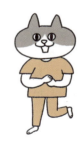

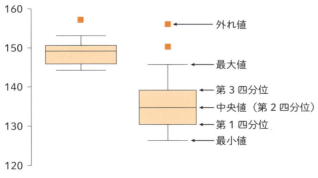

図3　箱ひげ図

3. 散布図

1) 散布図の利用方法──2変数の関連性をみる

2つの変数の関連性をみるのに役立つのが**散布図**です．散布図の縦軸と横軸に各変数を割り当て，データをプロットします．プロットされた点により，2つの変数の関係性を視覚的にとらえることができます（図4）．

散布図では，以下の2点をまず確認するとよいでしょう．
① 直線関係か，曲線関係か
② 外れ値はないか

2) 散布図と相関係数

統計解析では**相関係数**という指標があります．散布図と相関係数は対応しています．

統計解析のソフトウェアを利用すれば，2つの変数の指標として相関係数を計算してくれます．相関係数は−1から1までの値で，0に近ければ相関がなく，−1や1に近ければ相関が強いという指標ですが，相関係数の数値だけみて判断するのではなく，散布図と一緒に検討することをおすすめします．例えば，曲線関係がある場合，相関係数は0に近くなることもあります．相関係数の数字だけをみて散布図をみないと曲線関係に気づかないかもしれません．2変数の間に関連がないと決めつけてしまってはいけないと思います．

また，相関と因果関係は異なるものです．因果関係の有無は統計解析の結果だけでわかるものではなく，みなさんの専門知識（固有技術）によって判断されるものです．図4-a, cは，データの集まり方をみると「相関がありそうだな」とみることができます．しかし，因果関係があるかどうかはわかりません．因果関係はAが原因となって，Bの結果になるという関係で，それは相関とは異なる概念になります．

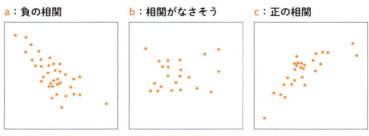

図4　散布図

代表的なグラフを3つ紹介しました．グラフとともに，平均値，中央値，最大値や最小値なども一緒に考えながら眺めてみてください．

2つの群を比較したいことも多いと思いますが，その際も2つのグラフを利用してみてください．2つの群の違いを平均やP値だけでなく視覚的に比較し，ばらつきの違いなどをみることで皆さんの固有技術から新しいひらめきが出てくるかもしれません．

（伊藤典子）

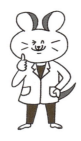

Q 学会や論文発表のために自分で統計について勉強したいのですが，おすすめの本などありますか？

A 統計学の本は検索すると最近ではたくさんありますね．初学者レベルから専門家向けまで，以前に比べると本当に多くの書籍があり，またネットでも情報を検索することができます．個人的な意見で1冊紹介したいと思います．

『学会・論文発表のための統計学—統計パッケージを誤用しないために』浜田知久馬（著）

はじめて読む統計の本であればボリュームがあると感じるかもしれませんが，数式がほとんどなく，考え方をわかりやすく説明してあると感じます．統計学を学びたいという興味をおもちであれば，おすすめできる1冊です．

 文献

浜田知久馬：新版 学会・論文発表のための統計学—統計パッケージを誤用しないために．メディカル・サイエンス・インターナショナル，2012

B アクセプトされる論文って？

先生，論文を書いたんですけど，どの雑誌に出したらいいかっていうところからわからないんですよね．

そうですね．同じ専門領域の雑誌でも掲載されやすい研究内容があったりしますから，雑誌選びは重要ですね．もし共著者に論文を何本も書いたことのある先輩や友人がいるのであれば，今までに投稿したり受理された雑誌を聞いてみるとよいと思います．周りに聞ける人はいますか？

いないんですよね．まずはインパクトファクターの高いところから挑戦したいと思っているんですが……

そうですね，2〜3個の雑誌をはじめから選んでおいて投稿する順番を決めておくとよいですね．まずはシンプルにこれに載せたいという雑誌を選んでよいと思います．論文を書く時に引用した文献が載っていた雑誌などもよい候補ですね．それから1点，これは注意ですが，雑誌を選ぶ時には，ハゲタカジャーナルには注意しましょう．

ハゲタカジャーナルって何ですか？

ハゲタカジャーナル（predatory journal）とは，十分な査読をしてくれずに掲載料を取ることだけを目的とした，質の悪い雑誌のことです．先輩などがすでに受理されたことのある雑誌や昔からある有名な雑誌なら安心なのですが，はじめて投稿する雑誌がオープンアクセスジャーナルの場合にはハゲタカジャーナルではないことを確認しておくことが重要ですね．ハゲタカジャーナルの見分け方についてもここで学んでおきましょう．

B アクセプトされる論文って？

投稿前

1. 論文の新規性の再確認

　論文では「何か新しいこと（something new）」があること（**新規性**）が前提です．しかしながら，臨床研究は計画，遂行，解析，論文化まで含めるとどうしても時間がかかりますから，研究をはじめた時点では誰もやったことのない新しいテーマであっても，同じような内容を先に論文発表されることはしばしば起こりえます．研究遂行中から論文投稿に至るまでの間，定期的に論文検索をして，類似研究がないかどうかには目を光らせておく必要があります．もし，類似研究を見つけた場合は，その論文が示していることと自分の研究で示したいことの差異を把握しましょう．自分の研究のほうがより優れていれば（例：症例数が多い，より的確な選択基準を設定してあるなど），類似研究を引用したうえで自分の研究のほうが優れている点を強調しましょう．

　類似研究のほうが優れていると思われる場合はその論文で触れている limitation について確認し，自分の研究のほうが優れている点を探してみましょう．細胞株など，誰もが同一の対象を使える基礎研究では，同じテーマで先に発表されてしまうと致命的になることも多いですが，幸い臨床研究ではヒトを対象とするため，そういう意味では研究対象は必ず異なります．したがって，きっとどこかにあなたの研究の独自性があるはずですので，それを強調して論文を書きましょう．

　適切にデザインされた臨床研究であれば，基本的には最初の数報までは，同じ内容であってもアクセプトされるはずです．同じような研究が先に論文化されると，気分的には落ち込みますが，研究者が多いということはそれだけ注目を浴びている研究領域ということですので，かえってアクセプトされる確率が上がるかもしれません．ポジティブにとらえましょう．

2. 雑誌の選定

1）研究内容との一致

　研究内容にふさわしい雑誌の候補をあげることが最初に行うべきことです．雑誌のweb サイトにはそれぞれの雑誌のポリシーが書かれており，どのような論文を求めているかが明記されています．掲載範囲，対象となる読者，対象となる研究範囲などを確認します．同じ専門分野を対象としていても，基礎的な内容を好む雑誌，逆に臨床的な内容を好む雑誌もあります．あなたの臨床研究の内容を知っている友人や先輩に聞いてみて，どのような雑誌が掲載されやすいと思うか意見をきくのもよいでしょう．まずは難しく考えずに，載ると嬉しい雑誌，引用論文が多く掲載されていた雑誌，通ることが

期待できそうな雑誌など，候補を2〜3あげましょう．

2) 雑誌の質の確認方法――ハゲタカジャーナルに注意する

候補がある程度決まったら，その雑誌の質を確認します．まずPubMedに収載されている雑誌を選ぶのがよいでしょう．昔からある名の知れた雑誌であればPubMedに必ず収載されています．PubMedにはMEDLINEが含まれていますので，医学領域では多くの人に検索してもらえます．候補雑誌が**オープンアクセスジャーナル**の場合は少し注意が必要です．オープンアクセスジャーナルであっても，BMJやPLOSなど出版社自体が有名な場合は問題ありませんが，聞いたことのないような出版社であれば，まずはよく知っている先輩，友人に確認しましょう．

もし，先輩や友人も知らないような雑誌の場合は，**ハゲタカジャーナル（predatory journal）** に注意する必要があります[1]．ハゲタカジャーナルとは，日本語では「悪徳雑誌」などとも呼ばれていて，掲載料収入を目的とした悪質な雑誌で，十分な査読を行わない，出版社の利益を優先している，虚偽の情報を載せているなど粗悪な雑誌を指します．オープンアクセスジャーナルの増加とともに全世界的にも問題となっています．もし，ハゲタカジャーナルに論文が掲載された場合，研究内容そのものに対する信用が得られないばかりでなく，著者に対する信頼が低下するおそれがあり，あなたの他の研究に悪影響を及ぼす可能性

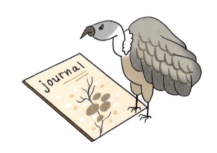

Note

オープンアクセスジャーナル

オンライン上で無料かつ制約なしで誰にも閲覧可能な状態で公開されている雑誌のことをいいます．掲載料は著者自身が負担する，いわば自費出版となります．最近はオープンアクセスジャーナルが増えており，その種類も様々で一部の論文のみをオープンアクセスにしているものや，刊行後，一定期間が過ぎた論文がオープンアクセスになるものなど，いろいろな形態があります．オープンアクセスジャーナルに投稿する場合は，ハゲタカジャーナルでないかどうかはチェックしておきましょう．

B アクセプトされる論文って？

表　雑誌の質の確認チェックリスト

確認項目	主な確認事項
1) web サイトの完成度・内容	デザインが稚拙，顔写真のピントが合っていないなど 正式のインパクトファクター（Clarivate Analytics 社）が記載されているか
2) オープンアクセスジャーナルの団体への登録	Directory of Open Access Journal（DOAJ），Committee on Publication Ethics（COPE），Open Access Scholarly Publishers Association（OASPA）など
3) 雑誌の連絡先	メールアドレスだけでなく，住所も記載されているか 電話番号の国番号が正しいか
4) 編集委員会委員	著名な研究者を本人の許可なく勝手に記載していないか
5) 査読プロセス	適切なタイムラインと出版スケジュールが示されているか 掲載料の支払いはアクセプト後であるか
6) 掲載論文の質	論文のトピックが投稿規定から逸脱していないか 誤植が多くないか 掲載論文の質はよいか

があります[2].

　ハゲタカジャーナルの見分け方は簡単ではないのですが，基本的には表に示す項目をチェックしていきます[3].　これらの項目を網羅したチェックリストは，「Think. Check. Submit」という web サイトで閲覧でき，日本語版もありますので活用しましょう[4].　最近では出版社のホームページの URL を入力するとハゲタカジャーナルかどうかの判定をしてくれるような web サイトもあります[5].

　ただし，ハゲタカジャーナルかどうかは簡単には見分けられない場合も多いです．Cabells 社の「Predatory Reports」といったハゲタカジャーナルのいわゆるブラックリスト[6] もありますが，ハゲタカジャーナルを見分ける絶対基準がない以上，あくまで判断材料の 1 つとして用いることになります．また，以前はハゲタカジャーナルとして分類されていたが，その後問題ないとされた雑誌もあるなど，時間経過とともに状況は変わります．

3.　投稿規定どおりに論文を整える

　さて，雑誌が決まったら，自分が書いた論文を**投稿規定**にあわせて細かいところも含めて修正します．字数制限，表，図，引用文献の形式など，雑誌によって投稿規定が少しずつ違ったりします．**査読者（レビュアー）**にとってみれば，投稿規定に従っていない論文の印象はどうしても悪くなります．投稿規定にあわせて論文を修正することは，注意さえすれば誰にもできることなのできちんとやりましょう．

　英文によほど自信がない限り英文校正は依頼したほうがよいです．英語の表現が稚拙

7

論文を書こう

であれば，それだけで多くの査読者は論文を読むのが嫌になり，研究内容の評価にもネガティブに働くことはいうまでもありません．自分が誤字脱字の多い，論理的な記載ができていない日本語論文を査読することを想像してみればわかると思います．

投稿時

1. カバーレターの作成

　カバーレターは論文の要約を行う必要はなく，**編集者（エディター）**にアピールすることが第一の目的です．したがって，まずは研究の目的や背景を簡潔に説明し，なぜこ

• Column •

テクニカルライティングの重要性

　日本では，高等教育において，医学論文などの客観的な文章を書く技術を系統的に学ぶ機会はほとんどありません．私がはじめて医学論文を書いたのは医師になって3年目の症例報告でしたが，どのように論理展開していったらよいのかがわからず，特にDiscussionで苦労しました．その後，大学院生の時にはじめて英語論文を書く機会を得て，客観的な文章を書く技術，いわゆる**テクニカルライティング**の本に出会いました．テクニカルライティングとは，「論理的かつ平易な文章を書く技術」であり，論文などの科学的文章を書く時には大変役に立ちます．小説などの物語とは異なり，科学論文では英語でも日本語でも，同じ書き方（パラグラフ構成）でよく，基礎は同じなので，日本語でテクニカルライティングを学べば，そのまま英語論文にも応用できます．テクニカルライティングの参考書を1冊紹介します．

　『改訂新版 書く技術・伝える技術』倉島保美（著）
　本書は「読み手に負担をかけないビジネス文章」を書くための技術書ですが，パラグラフの構成に焦点を当てている点が科学論文に欠かせない論理的な構成をつくるために有用です．もし余裕があれば，以下も読んでおいて損はありません．

　『理科系の作文技術』木下是雄（著）

📖 **文献**

・倉島保美：改訂新版 書く技術・伝える技術—仕事の効率をグンと上げるビジネス・ライティング．あさ出版，2019
・木下是雄：理科系の作文技術．中央公論新社，1981

の研究が重要であるかを示します．臨床研究ですから，特に研究の社会的意義や実臨床
への貢献についても触れるのがよいでしょう．可能であれば，雑誌の適合性を強調する
のもよいです．選んだ雑誌がなぜこの研究に適しているかを説明しましょう．あとは論
文の新規性と独自性を強調する一文を加えるとよいと思います．研究の結果が学術界や
臨床現場に与える影響について議論し，将来の展望を示したり，研究の長所や今後の研
究の方向性について触れるとなおよいです．全体の長さは A4 用紙 1 枚程度に抑えてお
くと無難です．

2．査読者の選定

　雑誌の査読は，ピアレビューといって，同じ研究分野の研究者（ピア）が評価するこ
とが普通です．雑誌のなかには査読者候補を指名するよう求めてくるものもあります．
査読者候補がわからなければ空欄で出せますが，引用した論文の著者を査読者候補にあ
げるのも 1 つの方法です．

査読返却後

1．査読内容の把握

1）リジェクトの場合

　次の候補の雑誌に投稿しましょう．もし査読意見があり，特に有用なコメントがあれ
ば修正してから他の雑誌に投稿してもよいですが，あまり時間がかかるようであればそ
のまま投稿しましょう．査読者が変わればまた別の意見が来ますので，なるべく早く再
投稿することを優先します．

2）major revision（大幅な修正）あるいは minor revision（軽微な修正）の場合

　まず修正期限を確認しましょう．それから，どのような修正が要求されているのかを
確認します．修正を要求されている箇所が，共同研究者の担当範囲であったりすると，
依頼してから修正してもらえるまでに時間がかかる場合もあります．リバイスの回答期
限は必ず守るべきで，もし再実験などが要求されていて，明らかに間に合わないと判断
した場合は，エディターにその旨を早めに相談しましょう．具体的な理由を書いたうえ
で，期限延長を依頼するのがよいと思います．

2. 修正作業

1) 回答の仕方

査読に対する回答は，すべてのコメントにもれなく対応することが求められます．査

Note --

翻訳ツールやデータベースをうまく活用しよう

　論文を書く時の英語にはいつも苦労していましたが，時代は変わりつつあります．最近では英語**翻訳ツール**がとても洗練された英作文をしてくれます．その代表例が**DeepL**翻訳ツールです．ドイツの企業が開発した翻訳ツールで，他のツールに比べて自然な英語にしてくれることが特徴です．私のおすすめする手順は以下のとおりです．

①日本語で論文を書く：この時に英語に訳しやすいように，なるべく能動態文とし，主語を入れておきましょう．受け身文の場合は，行為の主体を入れておきます．

②DeepLで英訳する

③**ライフサイエンス辞書**を使って，一般的な単語を医学術語（テクニカルターム）に変更する：ライフサイエンス辞書のよいところは，コーパス機能で，PubMedに収載されている論文中（Abstractのみ）に実際に使われている単語を検索できるところです．目的とする単語の1語および2語前後でもソートできるので，使用頻度の高いいい回しを検索することもできます．

　よく使われているいい回しは，Googleでもチェックできます．例えば，「patient with colorectal cancer」なのか「patient of colorectal cancer」なのかで迷った時は，"patient with colorectal cancer"とダブルクォーテーションマークで区切って検索してみると，そのフレーズに完全一致したものだけが出てきます．もし，学術雑誌に限定して検索したい場合はGoogle Scholarを使うとよいでしょう．

　ちなみに，既存の論文の文章をそのまま借用することは厳禁です．投稿された論文は盗用・剽窃チェッカーで調べられるため，そういった不注意が盗用と認識された場合は，研究者としての信用問題にかかわります．論文から文章を使う場合はできる限り表現を変えるようにします．

📖 文献

・DeepL　https://www.deepl.com/ja/translator（2024年7月18日閲覧）
・ライフサイエンス辞書　https://lsd-project.jp/（2024年7月18日閲覧）

読者は同じ研究分野の研究者であり，おそらく出版経験のある上級の研究者です．そのような人が忙しいなか時間を削って査読をしてくれているわけですから，敬意をもって回答しましょう．なかには厳しいことが書かれている場合もありますが，純粋に研究内容に集中して答えましょう．査読者のすべてのコメントに対して適切に対応・修正された論文はリジェクトする理由がなくなります．

　もし，査読者が論文内容を誤解して修正を求めているような場合は反論する必要があります．反論する場合は，なぜ査読者が誤解をしたのか，もう1度論文の記述を確認し，思い当たる部分があれば，反論したうえでその部分を修正するのがよいと思います．

　時々，後出しじゃんけんで2回目の査読で初回には言及してこなかった内容をついてくる場合がありますが，これはルール違反です．誤字脱字程度の簡単なものであったり，表現を少し変える程度でよければ対応してよいのですが，あまりに理不尽な場合は，査読者には知らせずに，エディターに連絡するという方法もあります．

2）引用文献

　先行研究を正しく評価しているかどうかの客観的な判断基準として，適切な文献を必要な部分に引用しているかどうかということがあげられます．記述内容が読者にとって

Note

Chat GPT はどう活用する？

　Chat GPT などの**生成 AI** を使用する場合は注意を要します．雑誌ごとに Chat GPT などの生成 AI の使用についての制限が記載されており，例えば Blood 誌では生成 AI にテキスト本文を書かせてはいけないと記載されています．基本的に生成 AI に書かせた文章をそのまま使って論文にしてはいけませんし，多くの場合，投稿規定には生成 AI などの人でないものは著者にはなれないと明記してあります．データ整理などをやらせた場合にはどんなことを生成 AI にやらせたのかを記載するように書かれている雑誌もあります．英文翻訳や校正のために生成 AI ツールを使うことは問題にはなりません．投稿規定をよく読んだうえで，こういったツールを使いこなしたいですね．

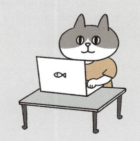

自明の理の場合は，引用は不要です．例えば，医学生命科学論文において，polymer-ase chain reaction（PCR）は自明の理ですので，PCR の発明者である Kary Mullis の文献を引く必要はありません．

まれな疾患の初出時には文献を引用する必要がありますが，その場合はオリジナルの業績を引く必要があります．例えば，遺伝性腫瘍の1つである Li-Fraumeni 症候群の場合は，最初の報告者の原著論文，すなわち，Li と Fraumeni の 1969 年の原著論文を引くべきで，後の総説を引くのは適切な引用とはいえません．

引用文献の整理は手作業では大変です．そのため，レファレンスツールを使用するほうが断然便利です．EndNote が有名ですが，無料のソフトウェアも多く存在します．私も昔は EndNote を使っていましたが，今は Paperpile を使用しています．無料のものも有料のものも様々ありますが，どれでもよいのでまずはある一定期間使い続けて慣れることが重要だと思います．

3. 再投稿そしてアクセプト

査読者の質問にすべて答えられていれば，論文がアクセプトされる確率はぐんと上がります．時に2回目の修正を要求されることがありますが，その場合はまずアクセプトになりますので，最後の頑張りどころです．幸運を祈ります．

文 献

1) 井出和希：オープンアクセス型学術誌の進展により顕在化する「Predatory Journal」問題．STI Horizon 2022；8：38-43
2) 日本医学雑誌編集者会議：日本医学会 医学雑誌編集ガイドライン 2022　https://jams.med.or.jp/guideline/jamje_2022.pdf（2024 年 7 月 18 日閲覧）
3) Paperpile：What are predatory journals?　https://paperpile.com/g/predatory-journals/（2024 年 7 月 18 日閲覧）
4) Think. Check. Submit.：Think. Check. Submit（Japanese 版）　https://thinkchecksubmit.org/japanese/（2024 年 7 月 18 日閲覧）
5) Chen LX, et al：An open automation system for predatory journal detection. Sci Rep 2023；13：2976
6) Cabells. Predatory Reports　https://cabells.com/solutions/predatory-reports（2024 年 7 月 18 日閲覧）

（服部浩佳）

第7章 論文を書こう

C 知っておきたい論文の書き方 ベーシック

以前に学会発表したデータを論文化したいんですけど，どうしたらいいでしょうか？

せっかく行った研究ですから，学会発表だけでなく，きちんとした成果として論文にまとめるのはとても大切ですね．**B. アクセプトされる論文って？（p. 160）**では，論文のアクセプトに向けて必要なことをまとめました．ここでは，すでにあるデータを論文化する際の基本的な方法を学びましょう．

Q 何か論文を書こうと思うのですが，どんなことをテーマにしたらよいですか？

A 日常診療のなかに**クリニカルクエスチョン**は山ほど転がっています．日頃行っている治療・処置・手技は本当にエビデンスに基づいているでしょうか？　そもそも，エビデンスがないものもありますし，漫然とその施設内だけで行っているローカルルールだったりすることもあります．まず，当たり前と思っていることに対して疑問をもってみることも，大事なテーマを探すことになります．もう1つは，教科書に載っていることと日常診療とのギャップを探してみることです．それも重要なクリニカルクエスチョンになります．

169

論文執筆に必要なこと

1. 日本語で書くか，英語で書くかを決める

まず，論文を書く際に決めておかなければならないことです．もちろん，英語で書いたほうが世界の人の目に触れるので，そちらのほうが望ましいです．ただし，全く論文を書いたことがない場合は，日本語からはじめたほうがよいと思います．

2. 内容に新たな知見を含める

論文を書く際にもう1つ重要なことは，何か1つでも新たな知見があることです．すでに報告されたことだけを同じようにまとめても採用されない可能性が高いです．

3. 論文のタイトル，目的と結果に一貫性をもたせる

時折，学会発表で，目的と結果が一致していない発表をみることがあります．これは

 クリニカルクエスチョンを見つければ，論文が書けますか？

 クリニカルクエスチョンを見つけても，まだ大事な作業が残っています．それは，新たに見つけたと思ったクリニカルクエスチョンが周知の事実でないかを確認することです．単に自分が知らなかっただけで，検索してみると解決してしまうことも少なくありません．この作業が，実は結構大変だったりします．

また，記憶に残るような特別な症例を経験すると，その記憶がバイアスになってしまうこともあります．例えば，「この薬剤はこの症例にはあまり効果がないとされているが，効果がある人が多いような気がする」といったことです．効果があったという印象が強く残ってしまい，効果がなかったことは忘れてしまうので，効果が高い症例が多くあったように感じてしまうのです．こういう場合は，まず症例を遡って，**印象バイアス**でないかどうかを確認する必要があります．

このようにしてクリニカルクエスチョンを探して，未解決のものであれば論文を作成していきましょう．

避けなければなりません．論文を書き進めながら，どんな目的で書いていて，その目的が果たされているかどうかを意識しましょう．

論文の構成と執筆のポイント（表）

論文の構成として，緒言，方法，結果，考察があります．重要な項目は緒言と考察です．ここを書くのが一番大変ですし，ここが充実していないと論文の価値が下がってしまいます．

表　論文の構成と作成時の注意点

タイトル	抽象的なタイトルは避け，より具体的なタイトルにし，査読者の目を引くようにする **悪い例**：疾患Aにおける薬剤Bの効果予測因子を測定する後ろ向き観察研究 **よい例**：疾患AにおいてCは薬剤Bの効果予測因子
要旨	論文のまとめであり，すべて書き終わってからまとめるようにする
緒言	「なぜこの試験を行ったのか」を示す論文の骨子となる部分．ここがうまく書けないとよい論文にはならない
方法	主要評価項目は1つのみとし，それを達成するために必要十分な情報が得られるような方法でなければならない
結果	客観的な事実のみを記載する．筆者の考えなどの主観的な内容は記載しない
考察	①研究結果のまとめ ②これまでの報告との比較（一貫性，異なる点，新規性） ③研究の限界 ④今後の展望 ⑤結論

学会で発表したデータは論文化したほうがよいですか？

もちろんしたほうがよいです，というかするべきです．学会で発表しただけでは業績として残りませんし，学会に出席した人以外に情報が伝わりません．多くの人の目に触れるためにも論文化したほうがよいです．さらに世界に向けて発信することができるため，できれば英語で論文化するほうが望ましいです．

1. 緒言

緒言に記載すべき内容は，「なぜこの研究を行ったのか」につきます．自分のクリニカルクエスチョンに対して，「どこまでわかっていて，どこからわかっていないのか」を記載することです．これを実際に調べることが，また一筋縄ではいかないのです．「我々の知る限り，初めての報告で……」という記載がみられることがありますが，「我々の知る限り」の範囲が狭すぎると恥ずかしい報告になってしまいますので，ここは注意が必要です．ただし，あるものを探すのとないことを確認する作業では，ないことを確認する作業のほうが数倍も大変なので，論文の調べ方にも精通する必要があります〔第1章-B．先人たちの成果に学ぶ（p.6）参照〕．

2. 方法

方法は，すでに発表された内容を記載するだけですが，論文用にさらに報告したい内容がある場合は，副次的，探索的な評価項目として追加することになります．この記載方法に関しては，統計家に相談するのがよいと思います．ここで注意が必要なのは，1つの研究でわかることは1つだけということです．ですから，当然，主要評価項目は1つになります．

Topics

論文作成時の共著者と謝辞

論文作成時の**共著者**には，診療科のスタッフをすべて記載するのが一般的ですが，本来は論文にかかわっていない人を共著者に加えるのは好ましくありません．このことは投稿規定や著者への案内などにも記載されています．その他，お世話になった統計家などがいれば，**謝辞**に記載するのがよいでしょう．

C 知っておきたい論文の書き方 ベーシック

3. 結果

　結果は，発表した内容を文章化するだけなので，それほど労力はかからないと思いますが，ここで大事なことは客観的に得られたデータを記載するということです．ここの記載に著者の意見などの主観的な記載はしないように気をつけましょう．前述のように，目的が達成できたがどうかがわかるように書き進めるのがポイントです．

4. 考察

　書くのが最も難しいのが**考察**です．考察には，通常は以下のような内容を記載します．
① 研究結果のまとめ：ここでは客観的な事実のみを記載し，主観的な内容は含めないようにしましょう．
② これまでの報告との比較：最も重要なのは新規性です．これまでの報告にない新知見が見つかれば，それを強調します．他に，これまでの報告との一貫性，または異なる場合はなぜ異なる結果が出たのか（患者背景，投与量，スケジュールなど）を記載します．
③ 研究の限界：後ろ向き試験であることのバイアス，症例数が少ないことによる症例の偏りなどについて記載します．
④ 今後の展望：今回の研究結果をふまえてどのような研究が行えるか，行うべきかについて述べます．

Column

論文完成後の
ジャーナルへのアクセプトの壁

　近年，ジャーナルへのアクセプトの壁が高くなってきています．10年前なら採択されていた内容でも，今ではかなり苦戦します．特に単施設の後ろ向き観察研究の場合は特に難化傾向が強いです．私も，論文が採択されるまでに5つのジャーナルに投稿したことがあります．最初は，有名なジャーナルへ投稿してみてもよいですが，大事なことは最後まで諦めないことです．ただし，ハゲタカジャーナルにだけは投稿してはいけません〔B. アクセプトされる論文って？（p. 160）参照〕．
　このように臨床研究，論文作成では苦難の道が続きますが，論文がアクセプトされた時の達成感はなんともいえないものがあります．途中は，「もうやるもんか！」と思ったりしますが，この達成感を感じるとまたやりたくなってしまうものです．

⑤ 結論：研究結果を1文にまとめます．その結果，日常診療の何が変わるのか，または今後の課題について記載します．

　以上が論文の書き方ですが，はじめて論文を書くという人におすすめなのが，似たような論文をお手本にして書くという方法です．ただし，この時に気をつけなければならないのは，文章を丸々コピーすることです．コピーしてしまうと盗用にあたってしまうので，あくまでも参考にする程度にとどめてください．

（小暮啓人）

Note

後ろ向き観察研究を行って学べること

　後ろ向きの観察研究は，膨大なデータをカルテから抽出しなくてはならないので，非常に労力のかかる仕事です．しかも，得られた結果は後ろ向きのデータであるため，データの質に限界があり，よほど新規の知見が得られない限りインパクトファクターの高い雑誌にアクセプトされることはありません．

　しかし，この作業から得られることは多いです．痛切に感じることは，日頃のカルテ記載の重要性です．データを収集しようと思ってもデータが欠落していることが少なくありません．他の医師のカルテの場合は仕方ないにしても，自分のカルテのデータが欠落していると自分に苛つくことになります．

　もう1つ習得できることは，他の論文の結果を批判的に吟味できるようになります．自分でデータを収集して解析することによって，どのような解釈に限界があるかがわかります．そうすると，他の論文を読んだ際に「この解釈をするには，このデータが必要なはず」とか「このデータの解析にはこのデータを追加する必要がある」などということがわかってきます．論文を書く前は無批判に受け入れていた結論にも，疑問をもつことができるようになります．このような経験をすることで，前向き研究を計画する際に必要な情報を漏れなく収集できるようになるのです．

第7章 論文を書こう

臨床研究センターへの
相談事例から

これまで臨床研究のイロハについて,いろいろ学んできましたね.でも,やはり「研究をはじめる・論文を書くなど,実際どうなんだろう」と思っている人も多いと思います.これまで多くの相談を受けてきたエキスパートの先生に,臨床研究のバリアを取り除いてもらいましょう.

Case 1

Q 指導医にも恵まれ,幸い1つの臨床研究が論文投稿まであと少しです.ただ,これまで自身で研究のアイデアを出したことはありませんし,具体的な将来への展望もありません.論文完成後って何か変わるのでしょうか?

A 1つの研究に完成間近まで携わったあなたには,その前とは別人といってよいほどの研究のノウハウが身についていると思います.また,完成までのプロセスのなかで「ああすればよかった」という反省や,新しいクリニカルクエスチョンも芽生えてきているのではないでしょうか.論文受理までのプロセスで思いついた次へのヒントをまとめておき,今回の貴重な経験をもとに次の研究をもっと自立して進めてみてはいかがでしょうか.

論文の投稿と並行してぜひ学会でその成果を報告し,いろいろな研究者と交流してみてください.学会であなたの発表に意見をもらったり,掲載後にあなたの論文を引用してもらった研究者に話しかけたりすると,次へのモチベーションはさらに上がります.

1つの成果が出ると,それをもとに**研究資金**の獲得にも挑戦しやすくなります.世の中には様々な競争的資金(グラント)があり,若手支援に特化したものもあります.国際学会のトラベルグラントというものもありますので,海外で成果報告することもよい刺激になると思います.

なるほど,夢が膨らみますね.とりあえず投稿作業の合間に国際学会やトラベルグラントを調べてみます.学会に参加したら,勇気を出して他の研究者にも話しかけてみます.

Case 2

Q 臨床研究で論文を書きたいと思っていますが，日々の臨床業務に追われて時間がつくれません．どうやって研究，論文作成の時間を見つけたらよいでしょうか？

A 一部の研究者や大学院生を除き，ほとんどの人は忙しい臨床業務を抱えながら研究を進めなければなりません．1人で進めようと思っても，日々の臨床という今日研究を進めない言い訳が簡単につくれてしまいますね．そのような時は，ぜひ周囲の人を巻き込むことをおすすめします．上司を含む共同研究者，臨床研究センターのスタッフといった周囲の人を研究のあらゆるステップで巻き込んでみましょう．ミーティングの日程をとにかく決めてしまい，ある程度の進捗が報告できるようにするとか，to doリストを細かく分割し，その都度締め切りを宣言するなど，期限を周囲の人と共有してみてはいかがでしょうか．

科学研究費助成事業（科研費）の応募の際に記載を求められる「**エフォート**」というものがあります．労働時間の何%を研究に注ぐかというものです．医師であれば，100%のエフォートを目の前の患者の診療にあてたい先生もいれば，10%ぐらいは研究する時間がほしい先生，もっと多くの時間を研究に注ぎたい先生もいるでしょう．まずは自分のなかで少しでも多くのエフォートを研究に注げるよう，日常の業務を見直してみたり，それこそ働き方改革をうまく利用して自己研鑽の時間をつくってみてください．そして，自分と同じかそれ以上のエフォートを研究に注ぎたい周囲の人を巻き込んで，みんなで刺激しあってみてにいかがでしょうか．

尊敬する上司から聞いたコツですが，1人で何かしようと思ってもなかなか進みません．研究進めることが難しい環境であれば，2人で2つの課題とか3人で3つの課題といった形で，一緒に研究を進める仲間を見つけるとよいのではないでしょうか．

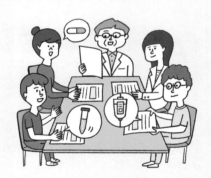

確かに臨床を言い訳にしてサボってしまっていた部分もあるように思います．やるべきことを細かく分割して書き出してみます．そして，締め切りを共有してくれる仲間を探してみます．働き方改革も，臨床と掛けもちの研究者には追い風になるかもしれませんね．

Case 3

Q 論文を投稿しました．1人の査読者からは好意的なコメントをもらいましたが，もう1人の査読者からは厳しいコメントをたくさんもらいました．誤解も含まれているように思いますし，要求された追加のデータ収集は期限内にとても間に合いません．どうすればよいでしょうか？

A 査読はその分野の専門家に回ることが多いですが，投稿雑誌や研究の内容によっては専門ではない査読者が担当することもありえます．逆に，専門家にあたったばかりに，投稿論文の内容と対立する見解をもつ査読者が担当することもありえます．まずは受けた指摘を真摯に受け止め，誤解を招く表現があればできるだけ伝わりやすい形を目指し，可能な追記修正や査読コメントに対する回答をしっかりと対応しましょう．一方で，あなたが譲れない点についてコメントを受けた場合には，理路整然と反論することも重要です．最終的な論文受理の判断は編集長が行いますので，説明が編集長にしっかりと伝われば受理につながります．また，期限内にできないデータ収集や追加の解析については，次の研究の課題として言及してもよいと思います．「査読コメントに回答する過程で論文がぐちゃぐちゃになってしまった」という相談はよく受けます．査読者全員が同じ否定的見解の際にはしっかりと受け止め，共同研究者と相談して大幅に修正するべきですが，そうでない場合には論文の大筋が崩れてしまわないように査読コメントの受け入れについては上手に取捨選択してください．

今回の再投稿で受理につなげたいと思うあまり，すべてを受け入れて修正しなければと思っていました．論文がよくなりそうな指摘についてはありがたく受け入れ，そうでないものについてはしっかりと意見してみます．編集長に気に入ってもらえなければ諦めて次の投稿先に移ります．

Case 4

漠然と「研究をしてみたい」「論文を書けるようになりたい」と思っていますが，相談ができる上司はいません．初心者が第1歩を踏み出すにはどうしたらよいでしょうか？

第1歩を独学で踏み出すのは大変ですよね．ぜひ，研究をしてみたいという好奇心をもち続け，業種や所属施設を問わずに研究者とのかかわりを探してみてください．ロールモデルや仲間が見つかれば……，もう研究の扉は開かれています．

「臨床業務のみならず研究もしてみたい」と思っていても，最初に何をしたらよいかがわからずにつまずいてしまう人も多いのではないでしょうか．上司に「研究をしてみたい」と相談し，「きみは何がやりたいんだ？　きみのクリニカルクエスチョンは？」と逆質問されて撃沈してしまった経験，ありませんか？　私が受ける相談でも，「臨床研究センターに相談に行く前の段階で，何をしたらよいのかわからない」という話はよく聞きます．一切のノウハウがないなかで，研究の第1歩を踏み出すというのは，多くの人にとって敷居が高いのではないでしょうか．

　何事にもいえることですが，マニュアル本を読むだけではわからないノウハウがあります．第1歩を踏み出す手前でつまずいている人は，身近で研究者と話をする機会を見つけることからはじめてはどうでしょうか．例えば，当院であれば臨床研究センターがあり，「なんでも相談会」という形で研究者と初歩的なところから相談できる会を催しています．研究への窓口が開かれていない施設に所属している場合は，異なる科や業種でもよいので，例えば英語で研究論文を書いたことがある人を探してみるのも1つの手です．特に，コメディカルの人は研究の経験がない人同士で悩んでいることが多い印象があります．そのような人は，職場で研究の経験のある医師に積極的に相談してみてはいかがでしょうか．もっといえば，施設が違ってもかまわないと思います．友人のツテ，地域の研究会や学会，いろいろと積極的に顔を出して研究者と出会う機会を求めてみてください．優れた研究者であればあるほど，勇気を出して話しかけると親切にしてくれることが多い印象です．

　そんな**ロールモデル**となる研究者を見つけることからはじめ，その次には研究のステップを見せてもらうとか，あわよくば手伝わせてもらうと多くのノウハウが得られると思います．そして，何らかの研究に触れているうちに，研究にかかわらせてもらうチャンスが出てきたり，自身のクリニカルクエスチョンが芽生えてくるかもしれません．何もないところから大きな研究ができる人はいません．まずは好奇心をもち続け，その気持ちに応えてくれるロールモデルや仲間を探すところからはじめてみてはいかがでしょうか．

　本書を手に取られている読者の方はこの段階の悩みは超えられている人が多いかもしれませんが，「興味はあるけど最初の一歩でつまずいている」という人は意外と多いと思います．ぜひ，このような悩みを相談される側である場合は，相手の経験，ニーズにあわせた解決策を提案し，将来の仲間を増やしていただきたいと思います．

（末永雅也）

索 引

和 文

あ・い

アナリシスレディ ……………………… 149
医学文献データベース …………………… 8
医師主導治験 ……………… 106, 113, 141
一括審査 ………………………………… 133
一般データ保護規則 …………………… 123
印象バイアス …………………………… 170
インタビュー …………………………… 38
インフォームド・コンセント …… 122, 137
引用文献 ………………………………… 168

う・え

後ろ向き観察研究 ……………………… 174
後ろ向きコホート研究 ………………… 49
疫学 ……………………………………… 44
──研究 ………………………………… 44
エディター ……………………………… 164
エビデンスレベル …………………… 3, 31
エフォート ……………………………… 176

お

横断研究 …………………………… 20, 46
オッズ比 ………………………………… 60
オプトアウト …………………………… 124
オープンアクセスジャーナル ………… 162

か

回帰係数 ………………………………… 68
回帰分析 ………………………………… 68
開鍵 ……………………………………… 90
介入 ………………………………… 18, 131
──研究 ………………………………… 17
カウントデータ ………………………… 57
学術研究例外 …………………………… 124
仮説検定 ………………………………… 64
カテゴリー ……………………………… 41
──化 …………………………………… 39
カプラン・マイヤー曲線 ……………… 61
仮名加工情報 …………………………… 124
看護ケア ………………………………… 40
観察研究 …………………………… 17, 106

患者報告アウトカム …………………… 34

き

記述疫学 ………………………………… 45
記述的研究 ………………………… 20, 37
キックオフミーティング ……………… 113
帰無仮説 ………………………………… 64
客観性 …………………………………… 39
共著者 …………………………………… 172

く

偶然誤差 ………………………………… 74
クリニカルクエスチョン … 4, 7, 108, 169
クロスオーバー試験 …………………… 19

け

経済的利益関係 ………………………… 126
系統的誤差 ……………………………… 74
ケースコントロール研究 ………… 20, 46
結果 ……………………………………… 173
研究計画書 ………………………… 23, 82
──の構成 ……………………………… 85
──のひな型 …………………………… 88
研究資金 ………………………………… 175
研究相談 ………………………………… 104
研究デザイン …………………………… 17
研究背景 ………………………………… 88
研究倫理 …………………………… 5, 120
検出力 …………………………………… 72
検定の多重性 …………………………… 70

こ

考察 ……………………………………… 173
交絡 ………………………………… 49, 77
──因子 ………………………………… 52
誤差 ……………………………………… 74
個人情報保護法 ………………………… 123
コード化 ………………………………… 39
個別審査 ………………………………… 134
コホート研究 ……………………… 20, 46

179

さ

査読 …………………………………… 177
　——者 ……………………………… 163
サブカテゴリー ……………………… 41
散布図 ………………………………… 158
サンプルサイズ ……………………… 70

し

システマティックレビュー ……… 21, 48
質的帰納的方法 ……………………… 38
謝辞 …………………………………… 172
重回帰 ………………………………… 68
縦断研究 ……………………………… 20
主観 …………………………………… 39
出版バイアス ………………………… 48
情報バイアス ………………………… 76
症例対照研究 ……………………… 20, 46
信頼区間 …………………………… 67, 68

す・せ・そ

推定 …………………………………… 67
スタートアップミーティング ……… 114
正規分布 ……………………………… 59
生成 AI ……………………………… 167
生存時間データ ……………………… 58
生態学的研究 ………………………… 46
生命科学・医学系研究 ……………… 130
線形回帰モデル ……………………… 68
選択バイアス ………………………… 75
相関係数 …………………………… 62, 158

た

対立仮説 ……………………………… 64
第 1 種の過誤 ………………………… 70
第 2 種の過誤 ………………………… 70
多施設共同研究 ……………………… 110
多変量回帰 …………………………… 68
単回帰 ………………………………… 68

ち

治験審査委員会 ……………………… 143
治験調整医師 ………………………… 116
緒言 …………………………………… 172
治療必要数 …………………………… 60

て

ディオバン事件 ……………………… 127
テクニカルライティング …………… 164
データベース ………………………… 48

データマネージャー ………………… 95

と・に

統計解析 ……………………………… 148
投稿規定 ……………………………… 163
特定臨床研究 ………………………… 114
匿名加工情報 ………………………… 124
ニュルンベルク綱領 ………………… 121

は

バイアス ……………………………… 74
　——リスク ………………………… 32
ハゲタカジャーナル ………………… 162
箱ひげ図 ……………………………… 157
半構造化面接法 ……………………… 38

ひ

比較試験 ……………………………… 3
被験者負担軽減費 …………………… 144
被験者保護 …………………………… 122
ヒストグラム ………………………… 155
評価項目 ……………………………… 57
標準偏差 ……………………………… 58
非ランダム化試験 …………………… 19

ふ

プロトコル ………………………… 23, 82
プローブ法 …………………………… 79
文献検索 ……………………………… 8
分析疫学 ……………………………… 46
分析的観察研究 ……………………… 20
分類データ …………………………… 57

へ

並行群間比較試験 …………………… 19
ヘルシンキ宣言 ……………………… 121
編集者 ………………………………… 164
変数の型 ……………………………… 57
変数名 ………………………………… 151

ほ

方法 …………………………………… 172
保険外併用療養費制度 ……………… 144
翻訳ツール …………………………… 166

ま・め・も

マッチング …………………………… 49
メタアナリシス …………………… 21, 48
盲検化 ………………………………… 3

ゆ・よ

有意水準 …………………………… 65, 72
有向非巡回グラフ ………………………… 78
要配慮個人情報 …………………………… 125
要約統計量 …………………………………… 58

ら・り

ランダム化比較試験 ……………………… 19
リアルワールドデータ …………………… 44
利益相反 ……………………………………… 126
──管理 ……………………………………… 126
リサーチクエスチョン ………… 4, 11, 89
リスク差 …………………………………… 60

リスク比

リスク比 …………………………………… 60
臨床研究 ……………………………………… 2
臨床研究等提出・公開システム ……… 134
臨床研究法 ………………………………… 134
倫理審査委員会 …………………………… 130

れ・ろ

レビュアー ………………………………… 163
連続データ ………………………………… 57
ロールモデル ……………………………… 178
ロジスティック回帰モデル …………… 69
論文の構成 ………………………………… 171
（論文の）新規性 ………………………… 161

欧　文

A・C

ADaM（Analysis Data Model）……… 98
ARO（academic research organization）…… 109
CDASH（Clinical Data Acquisition Standards Harmonization）…………………… 97
CDISC（Clinical Data Interchange Standards Consortium）………………… 96
COI（conflict of interest）…………… 126
CONSORT（Consolidated Standards of Reporting Trials）……………… 27, 149
CQ（クリニカルクエスチョン）…… 4, 7, 108, 169

D・E

DAG（directed acyclic graph）……… 78
DM（data manager）…………………… 95
EBM（evidence-based medicine）…… 7, 82
EDC（electronic data capture）…… 94
estimand …………………………………… 77
Excel ………………………………………… 150

F・G・I

FINER ……………………………………… 12, 83
GDPR（General Data Protection Regulation）…………………………… 123
IC（インフォームド・コンセント）… 122, 137
IRB（institutional review board）… 143

J・K・N・O

jRCT（Japan Registry of Clinical Trials）…… 134

Kaplan-Meier 曲線

Kaplan-Meier 曲線 …………………… 61
KOM（kick-off meeting）…………… 113
NNT（number needed to treat）…… 60
OR（odds ratio）………………………… 60

P

P 値 ………………………………………… 66
PECO ……………………………………… 11, 83
PICO ………………………………… 11, 21, 83
predatory journal …………………… 162
PRO（patient reported outcome）… 34
PROBE（prospective randomized open blinded endpoint）法 …………… 79
PubMed …………………………………… 9

R

RD（risk difference）………………… 60
Risk of Bias …………………………… 32
RQ（リサーチクエスチョン）…… 4, 11, 89
RR（risk ratio）………………………… 60

S

SD（standard deviation）…………… 58
SDTM（Study Data Tabulation Model）…… 97
SPIRIT（Standard Protocol Items： Recommendations for Interventional Trials）… 23
STROBE（Strengthening the Reporting of Observational studies in Epidemiology）… 27, 149
SUM（start-up meeting）…………… 114

181

おわりに

　本書を手にとられた方はどんな方でしょうか？　臨床研究の講義や試験を直前に控えた医学生・医療系学生の方でしょうか，晴れて社会人となり医療人としての人生を歩みはじめたばかりの方でしょうか，あるいは症例報告や事例報告をある程度行ったことのある医師や医療スタッフの方でしょうか．本書は，学生の方々にとってはやや難しかったことと思います．医師や医療スタッフの方々にとっては，臨床研究の奥深さをはじめて垣間見るよいきっかけとなったことと思います．しかし，読者のなかには「まだ（通常の）臨床と学会発表や看護研究，臨床研究の違い，よくわからなかった」「まずい，やっぱりわからない，もう1度読み返そう」という印象をもった方が多いと思います．では，なぜそのような印象をもったのでしょうか．

　本書は，臨床研究のプロ集団である国立病院機構（NHO）名古屋医療センター臨床研究センターのスタッフが中心となってつくりあげた，臨床研究を行う初級者のための本です．初級といっても，臨床研究の作業工程は初級と上級とで大きな差があるわけではなく，みなさんが面食らったのも当然です．

　日常診療に関しては，みなさんは学生時代から多くのことを勉強し，実際に患者さんに接するようになったら，先輩や同僚，教科書やガイドラインなどから様々な情報収集を行い，それらのすべての情報をよく吟味して目の前にいる患者さんを治療していることと思います．不思議なことにそのみなさんの多くが，臨床研究をはじめる時は，なぜか同じ失敗をくり返します．具体的には，臨床研究の仕方を十分に勉強せず，とりあえず日々の臨床のデータを収集して解析を行い，統計ソフトの解析結果でP値が0.05未満であれば，有意差ありとして学会発表や論文執筆を行ってしまうという失敗です．実際に研究を行うと，すぐに問

題に気がつきます．検査データは欠損値ばかりであり，既往歴や併存症がわからない，治療法も主治医により異なっている，現在通院しておらず予後不明なことが多い，などなどです．挙句の果てには，「もともと何を調べようとしていたか忘れている」という人さえいます．

　はじめて臨床研究を行う方々は，臨床研究は日常診療の延長と考えているかもしれませんが，全く手順は異なります．本書はその手順をすべて網羅しています．本書の内容のくり返しになりますが，最初のステップは，目の前の患者さんや医療現場から生じた疑問を構造化（クリニカルクエスチョンをリサーチクエスチョンに置き換える）し，先行研究をしっかり調べあげることです．すでにかなりの人が知っていることをわざわざ手間や時間をかけて調べる必要はありません．先行研究をしっかり調べた後にまだわかっていない疑問を解決するための研究計画を策定し，データの収集，解析，結果の解釈につなげて学会発表に臨みます．学会発表を終了し，その後に論文化することができ，しかもその論文がアクセプトされると，本人にしかわからない何ともいえない高揚感があります．その時の気分は，山登りをする人にはよく理解できるのではないでしょうか？　山に登り切って雲の上から景色を眺めた時の気分に似ています．

　本書を読み切ったみなさんは，先人たちが失敗し続けた道をたどらず，臨床研究を行える人になっていることと思います．

2024 年 11 月

国立病院機構名古屋医療センター臨床研究センター長

近藤隆久

- **JCOPY** 〈出版者著作権管理機構 委託出版物〉
  本書の無断複写は著作権法上での例外を除き禁じられています.
  複写される場合は,そのつど事前に,出版者著作権管理機構
  (電話 03-5244-5088,FAX03-5244-5089,e-mail：info@jcopy.or.jp)
  の許諾を得てください.
- 本書を無断で複製（複写・スキャン・デジタルデータ化を含み
  ます）する行為は,著作権法上での限られた例外（「私的使用の
  ための複製」など）を除き禁じられています.大学・病院・企
  業などにおいて内部的に業務上使用する目的で上記行為を行う
  ことも,私的使用には該当せず違法です.また,私的使用のた
  めであっても,代行業者等の第三者に依頼して上記行為を行う
  ことは違法です.

これであなたも研究者！

臨床研究の歩き方   ISBN978-4-7878-2650-3

2025 年 1 月 10 日　初版第 1 刷発行

編　　　集	永井宏和
発 行 者	藤実正太
発 行 所	株式会社 診断と治療社

〒 100-0014　東京都千代田区永田町 2-14-2　山王グランドビル 4 階

TEL：03-3580-2750（編集）　03-3580-2770（営業）

FAX：03-3580-2776

E-mail：hen@shindan.co.jp（編集）

　　　　eigyobu@shindan.co.jp（営業）

URL：https://www.shindan.co.jp/

表紙デザイン	株式会社 オセロ
表紙・本文イラスト	アサミナオ
印刷・製本	株式会社 アイワード

© 株式会社 診断と治療社,2025. Printed in Japan.　　　　　　　　　　　[検印省略]

乱丁・落丁の場合はお取り替えいたします.